W0066844

Peter Richter
Über das Trinken

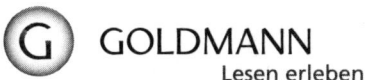
GOLDMANN
Lesen erleben

Peter Richter

# Über das Trinken

GOLDMANN

Originalausgabe

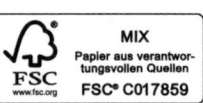

Verlagsgruppe Random House FSC-DEU-0100
Das für dieses Buch verwendete FSC®-zertifizierte Papier
*EOS* liefert Salzer Papier, St. Pölten, Austria.

# Inhalt

# I. »Einleitung« oder:
# Was war und wozu diente die Gesellschaft
# zur Bekämpfung der Nüchternheit?

✦

*Diplomatie mit dem Weinglas · Trinken für den
Frieden · Eine berauschende Erfahrung · Und eine
ernüchternde Erkenntnis · Die Nichtigkeit des
Nichttrinkens · Warum der Geschmack nicht alles ist ·
Sondern schon auch die Wirkung zählt*

Klingt wie ein Märchen, ist aber keins: Es war einmal
ein König, der mit seinem Nachbarkönig ein paar ernsthafte Streitigkeiten hatte. Beide waren ehrgeizig und
etwa gleich stark. Vielleicht war der andere sogar noch
ein bißchen stärker, das war schwer zu sagen. Wenn es
aber schwer zu sagen ist, ob man im Zweifel gegen den
anderen gewinnen kann – was tut man dann? Man geht
gemeinsam einen trinken.

Die Erkenntnis, daß nach ein paar Gläsern Wein die
Welt schon ganz anders aussieht, daß nach ein paar Flaschen davon die Differenzen plötzlich gar nicht mehr so
groß erscheinen – und daß man über alles reden kann,
wenn das Reden für Außenstehende erst einmal angefangen hat, wie Lallen zu klingen: Diese Erkenntnis hat
zur Gründung der einzigen Geheimgesellschaft geführt,
die jemals einen sinnvollen Zweck hatte, oder wenigstens

gute Laune. Ihr Name war: Gesellschaft zur Bekämpfung der Nüchternheit.

Es war August der Starke, König in Polen und Kurfürst von Sachsen, der diese Gesellschaft gründete. Und sie erfüllte tatsächlich alle Kriterien, die man von Geheimbünden aus Abenteuerromanen kennt: verschwiegene Treffpunkte, Tarnnamen und ein striktes Geheimhaltungsgelübde. Das Gremium tagte bei Graf Wackerbarth, der verdonnert worden war, die Kellerräume seines Kurländer Palais in Dresden dazu zur Verfügung zu stellen. Als rituelles Zentrum ließ August seinen Hofarchitekten einen runden Tisch anfertigen, der die Gesellschaft zur Bekämpfung der Nüchternheit automatisch in eine Traditionslinie stellte, die von der mythischen Tafelrunde des König Artus bis zu den »Runden Tischen« während der sogenannten friedlichen Revolution in Ostdeutschland reicht. Die Idee dahinter ist simpel genug: Wo eine Runde wirklich kreisförmig tafelt, kennt die Sitzordnung keine Hierarchien mehr; wenigstens formal sind hier alle gleich.

Die Verzierungen der Tischplatte bildeten zugleich das Siegel dieser Gesellschaft: »sceau de la table ronde« stand da umlaufend, Siegel des Runden Tisches. Acht Linien formten ein achteckiges Kreuz, in dessen Ecken acht Buchstaben standen, die zusammengenommen »la gahete« ergaben, was eine etwas altmodische oder vielleicht einfach auch nur falsche Schreibweise ist für »la gaieté« – die Fröhlichkeit.

In der Mitte des Tisches schließlich: das Wort »sub« und darunter eine stilisierte Rose – und daß die Redewendung »sub rosa« zur strengsten Verschwiegenheit verpflichtet: Das braucht man in einer Welt, in der die Bücher eines Dan Brown zum Allgemeingut gehören, sicher nicht weiter zu erläutern.

August persönlich hatte die Satzung und die Mitgliederliste verfaßt. Hoher sächsischer und preußischer Adel, auch Damen waren dabei. Geredet werden sollte über alles, und zwar zwanglos und ohne einander ins Wort zu fallen. Am 13. März 1728 wurde Preußenkönig Friedrich Wilhelm I., der sogenannte Soldatenkönig, offizielles Mitglied. Und es heißt, daß die Beziehungen zwischen den beiden hart konkurrierenden Mächten Preußen und Sachsen tatsächlich spürbar friedlicher geworden seien, solange die Gesellschaft ihren Statuten gemäß arbeitete, also: trank.

Das, dachte ich im ersten Moment, ist das Einleuchtendste, Klügste und Anrührendste, was ich jemals über irgend etwas gehört habe. Es war auf dem Staatsweingut Schloß Wackerbarth in Radebeul, wo sie die Geschichte begreiflicherweise schon aus Gründen der Eigenwerbung gern erzählen und auch einen Nachbau des Runden Tisches im Keller haben. Eine Gesellschaft zur Bekämpfung der Nüchternheit! Alkohol als Mittel der Diplomatie!! Trinken für den Frieden!!!

Ich war wie berauscht von dem Gedanken.

Und dann kam, noch mit der gleichen Post gewissermaßen, auch schon die Ernüchterung.

Denn selten ist ein Konzept dermaßen nicht aufgegangen. Schon wenige Jahre später, im Siebenjährigen Krieg, haben die Preußen ihre sächsischen Saufbrüder trotzdem brutal über den Haufen gerannt. Und davon mal ganz abgesehen: Was ist mit all den zerstörten Lebern, was mit den zerstörten Leben? Was ist das Gelächter der Trunkenen gegen die Lächerlichkeit der Besoffenen? Und woher kommt, wenn das Trinken den Frieden stiften soll, dann die ganze Gewalttätigkeit? Die Typen, die im Suff Menschen totschlagen. Und die sich am nächsten Morgen nicht einmal mehr daran erinnern können …

Die Wahrheit ist: Ganz so schwerwiegend waren meine Gedanken im ersten Moment noch nicht. Es war vielmehr einfach so, daß wir, wie gesagt, auf einem Weingut saßen. Und die Erkenntnis, daß es tatsächlich einmal eine staatliche Gesellschaft zur Bekämpfung der Nüchternheit gegeben hat, die wäre eigentlich ein ganz guter Grund zum Anstoßen gewesen.

Aber ich war der, der nachher noch fahren mußte.

Und was dabei das Trinken betrifft – da sind unsere Polizisten bis heute leider von preußischer Unnachsichtigkeit, sogar die in Sachsen.

Das war – gerade, wenn man durch ein Glas Wein darauf schaute – ein Problem von philosophischen Ausmaßen: Trinken verbietet sich für den, der fährt. Aber Nichttrinken ist nicht nur auch keine Lösung – Nichttrinken entzieht gleich der Fahrt als solcher die Grundlage. Wozu ist ein Weingut denn da?

Und nur soviel zu trinken, daß es keine Wirkung tut: Das ist von allen Varianten die mit Abstand erbärmlichste. Wer nur mal nippt, trinkt nicht. Wer nur nippt, verschwendet Rohstoffe. Denn, nein: Es geht eben nicht nur um den Geschmack. Wenn es nur um den Geschmack ginge, könnte man den Wein nach dem Gegurgel auch wieder ausspucken wie der Winzer bei der Probe. Seinen Gästen würde der Winzer das aber übelnehmen, und zwar völlig zu Recht. Der tiefere Sinn des Weins ist nicht, daß er schmeckt, sondern daß er wirkt. Sein Stifter war Dionysos, ein grausamer Genuß-Gott, und nicht irgendein Feinschmecker mit gekräuselten Lippen. Der Geschmack ist nur eine Zugabe, wenn auch eine erfreuliche. Wer aber sagt, daß es ihm ausschließlich auf den Geschmack ankäme, auf den Alkohol hingegen könne er verzichten: der ist entweder ein Lügner, oder er hat auch vom Geschmack keine Ahnung, denn der Geschmack ist verwoben in die Drehzahl. Das, was man das maßvolle Trinken nennt, ist deshalb immer nur ein Flirt mit dem Rausch. Irgendwann muß man sich aber auch mal trauen, einen Schritt weiter zu gehen.

Vielleicht, wer weiß, geht ja von Wackerbarths Weinkeller trotz alledem bis heute eine bedenkenswerte Botschaft aus: Die Bekämpfung der Nüchternheit bleibt ein Anliegen der Gesellschaft.

# II. Wozu trinken – und wozu dieses Buch?

꿰

*Das gute Glas Wein · Und warum es dabei nicht
bleiben darf · Vom Nutzen der Bierflaschen für die
Mäßigung · Warum das Trinken ein Problem ist,
das Nichttrinken aber erst recht · Was, wenn das
Trinken aus der Welt verschwände? · Weshalb wer
trinken will auch lesen sollte · Weil die Praxis auch
eine Theorie hat · Und eine Geschichte und
ziemlich gute Gründe*

Trinken sollte zum Rausch führen. Punkt. $C_2H_5OH$ sollte
in ausreichenden Mengen über das Blut ins Gehirn ge-
langen, um dort für ein paar Veränderungen zu sorgen –
hier ein paar Reize dämpfen, da ein bißchen mehr Hall
geben; insgesamt nichts wesentlich anderes als das, was
man beim Klavierspielen mit den Pedalen tut.

Das ist es, wovon im folgenden die Rede sein wird.
Und das ist eben exakt kein Plädoyer für den Alkoholismus, sondern es ist das stärkste Argument dagegen.
Trinken, um nüchtern zu werden – das ist das Gegenteil
dessen, worum es hier geht. Wem zwei Flaschen Wein
nicht anzumerken sind, an den sind sie verschwendet;
der soll Traubensaft trinken.

Heißt das, die Gefahren zu verharmlosen?

Absolut nicht: Es heißt, sie zu bejahen. Es heißt, sie ins

Auge zu fassen. Und zu lernen, trittsicher drumherum-
zutanzen.

Es wird hier also ganz sicher nicht für das eine Gläschen Rotwein plädiert, das gut sein soll für das Herz. Es
geht hier nicht um das eine Gläschen, das schon nichts
schaden wird. Das Gläschen in Ehren, das niemand ver-
wehren kann. Es geht, wenn überhaupt, um das eine
Glas zuviel. Das, welches gut für die Stimmung ist.

Denn der schlimmste Satz, den man über das Trinken überhaupt schreiben kann, steht meistens in der
Autorenbiographie: Der Autor selbst »genieße« »gelegentlich« »durchaus« auch einmal »ein Glas guten Rot-
weins« …

Dieser Autor hier hält das für großen Blödsinn. Wenn
der Rotwein wirklich gut ist, trinkt er nämlich mindestens noch ein zweites Glas. Oder er trinkt von vornherein gar keins. Viel häufiger genießt er übrigens ein schönes Glas schlechten Weißweins. Das bringen das Leben
und der Beruf so mit sich. Irgendwer drückt einem immer ein Glas in die Hand.

Und in der Regel ist der Weißwein eben schlecht. Meistens zu sauer. Immer zu warm. Und mit Wasser geizen
sie gern, vielleicht aus Angst, daß sonst keine Stimmung
aufkommt.

Deshalb sind Bierflaschen so wichtig. Da hat man was
in der Hand und ansonsten seine Ruhe. Es kommt kein
Kellner und schenkt dauernd nach. Wer will, kann einen

ganzen Abend damit bestreiten. Und sie liegt auch leer noch elegant in der Hand. Die Bierflasche ist sozusagen die *Clutchbag* des Herrn. Und daß so ein Bier nicht unbedingt dem Trinken dient, sondern unter Umständen auch der Abwehr von anderen Getränken, von Trinkzwängen, mit denen zu tun bekommt, wer in dieser Gesellschaft bestehen will: Das ist auch so etwas, um das es hier geht.

Denn wer trinkt, hat in unserer Gesellschaft ein Problem. Wer nicht trinkt, aber auch.

Wer trinkt, gilt als sozialer Störfall. Wer nicht trinkt, aber erst recht.

Trinken ist damit die heikelste Tätigkeit, der man nachgehen kann auf dieser Welt. Das Verhältnis, das die Menschen dazu haben, kann man ambivalent nennen – oder einfach auch perfide: Man wird immer exakt solange für seine Trinkfestigkeit gelobt, bis es plötzlich heißt, man sei ein Trinker, und dann folgt die Ächtung, dann wird böse getuschelt.

Wer allerdings sagt, er trinke nichts, über den wird sofort getuschelt.

Wer nichts trinkt, macht sich verdächtig. Eine Frau, die nichts trinkt? Bestimmt »in anderen Umständen«. Ein Mann, der nichts nimmt? Sicher religiöse Gründe. Oder noch schlimmer. (Trockener Alkoholiker!)

Es ist in unserer Gesellschaft praktisch nicht vorgesehen, einen Drink abzulehnen. Außer man sagt: »Ich bin ein schwangerer Moslem auf Entzug. «

Aber wer sagt so etwas schon?

Nun ist es nicht so, daß es zu dem Thema bisher noch nichts zu lesen gäbe. Es gibt eine Menge Bücher über das Trinken, das Spektrum reicht von der vulgären Sauf-Apologetik über die Cocktailmixbücher bis zu den Ratgebern für Alkoholkranke. Dieses Buch hier beansprucht gewissermaßen einen Platz in der Mitte. Für Bücher über das Trinken gilt im Prinzip der gleiche Grundsatz wie bei ihrem Gegenstand: »Einer geht noch.« Wer diesen Grundsatz nämlich aufgibt, schafft automatisch Raum für sein Gegenteil – für die Frage: Geht das überhaupt noch? Und wenn ja, für wie lange?

Berauschende Getränke gibt es, seit es menschliche Zivilisationen gibt. Das heißt aber nicht, daß das auch für alle Ewigkeit so bleiben muß. Noch mag es unvorstellbar klingen, daß das Trinken eines Tages aus unserem Alltag verschwinden könnte. Aber das galt auch einmal für den Hut oder das Pferd: noch vor weniger als einem Jahrhundert im Leben nicht wegdenkbar – heute im Alltag der meisten Menschen nichts als eine vage Erinnerung, ein Gegenstand der Nostalgie, bestenfalls ein teures Hobby. Wie die Zigarre und das Pfeifchen. Und bald die Zigarette.

Schon heute zeichnet sich ab, daß es auf dem Ge-

biet des Trinkens zu einer ähnlich restriktiven Gesund-
heitspolitik kommen könnte wie zuletzt beim Rauchen.
Ich möchte niemanden in Unruhe versetzen, aber es
gibt Tendenzen, die heute noch belächelt werden und
morgen vielleicht schon mehrheitsfähig sein können.
Könnte also sein, daß wir es hier mit einem Kulturgut
zu tun haben, das schon bald auf dem Weg ins Museum
ist. Könnte sein, daß da eine ganze Welt zu verschwinden droht. Es muß nicht, aber es könnte. Etliches spricht
dafür. Es lohnt sich auf jeden Fall, noch einmal genau
hinzuschauen, was da alles auf dem Spiel steht, wenn
dem Rauschtrinken der Kampf angesagt wird. Und es
lohnt sich womöglich gerade für diejenigen, die mit ihrem guten Glas Rotwein in der Hand dabei noch assi-
stieren, weil sie sich für kultivierter halten als die fröh-
lich lärmenden Oktoberfestzecher: Gerade für solche
»Ich trinke nicht, ich genieße«-Trinker könnte es sich
womöglich am meisten lohnen, den Ast einmal zur
Gänze zu betrachten, auf dem sie sitzen, während sie
sägen.

Was kann so ein Buch dabei leisten?
    Es dient der Begründung. Sie trinken. Ich sage Ihnen,
warum das vernünftig ist – und eine Form der Teilhabe
an gewaltigen historischen Prozessen.
    Denn wer trinkt, trinkt nie nur so für sich, er stellt
sich in bestimmte Traditionen. Jahrtausendelang war das

Trinken ein Segen, es war lebensrettend, es war Medizin und Lebensmittel. Alkoholisches war noch das Gesündeste, was man trinken konnte. Jedenfalls gesünder als Wasser. Es sind noch nicht viel mehr als zweihundert Jahre, daß in Europa der Genuß von Wasser als unbedenklich gilt. »Water weakens a person« wissen Engländer, wenn sie im Pub stehen, bis heute. Alkohol desinfizierte, Alkohol konservierte. Und, tja, Alkohol machte irgendwann betrunken. Man muß sich, so deuten es manche Historiker an, das Abendland bis ins 18. Jahrhundert als durchgängig und flächendeckend angeschikkert vorstellen. Vom Kind bis zum Greis und von den Bauern bis zu den Baronen. Von denen, die sich damit die körperliche Arbeit erträglich machten, bis zu denen, die wenig anderes zu tun hatten. Kopfklarheit als Lebensform, so ist zu lesen, das bringt erst ein Dasein zwischen Rechnungsbüchern mit sich, das kommt erst mit dem Bürgertum. Nüchternheit in dem Sinne, wie sie unsere Verkehrsbehörden heute verlangen, ist eine Erfindung der Moderne. Davor gab es ganz offenbar, wenn überhaupt, nur einen Unterschied: den zwischen angetrunken und sturzbetrunken.

Jahrhundertelang war das Trinken nämlich auch ein Zwang. Es konnte nicht abgelehnt werden, wenn es ans Zutrinken ging, wie das rituelle Leeren der Becher damals hieß. Geschäfte wurden so besiegelt, Lehnsverhältnisse, alles. Es gab im 16. Jahrhundert einmal einen

Nürnberger Patrizier, der sich von Papst Paul III. von diesem Trinkzwang befreien ließ. Daß man heute noch von ihm weiß, zeigt nur, daß er die berühmte Ausnahme darstellt, durch die jede Regel erst bestätigt wird.

Dauernd trinken zu müssen, wäre heute eine Horrorvorstellung. Gar nichts mehr trinken zu dürfen, allerdings auch. Es könnte sein, daß dieses Buch genau die Schwelle markiert, einen historischen Wendepunkt. Das klingt vielleicht ein bißchen pathetisch – ist aber vor allem dramatisch. Denn die Phase dazwischen, die Freiheit, jederzeit trinken zu dürfen: Die macht auch immer mehr den Eindruck, als würde es mit ihr zu Ende gehen. Als sei es an der Zeit, vorsichtshalber die vorletzten Runden zu ordern.

Wenn das Trinken aber ein Rückzugsgefecht ist, dann kann man auch gleich das ganze kulturgeschichtliche Gewicht der Sache in die Schlacht werfen. Denn jede Praxis hat eine Theorie. Jedes noch so frische Bier hat eine jahrtausendealte Geschichte. Und eine Bar ist nichts als die Fortsetzung der Bibliothek mit weniger trockenen Mitteln.

Prosit! Das ist Latein und heißt »Möge es nutzen«.

# III. Die Trunkenen und die Nüchternen – ist der Konflikt lösbar?

꘎

*Der Riß durch den Globus · Sogenannte Softdrinks ·*
*Die Alkoholabhängigkeit der Alkoholfreien · Wer zieht*
*wen auf seine Seite? · Trinken als Wohlstandsindikator ·*
*Über die Verharmlosung des Trinkens · Und über die*
*Verharmlosung der Abstinenz · Denn wer nur Wasser*
*trinkt, hat etwas zu verbergen (Baudelaire)*

Es geht heute ein Riß durch die Menschheit, den Globus und jede Getränkekarte. Und schon ein oberflächlicher Blick auf die beiden Lager verrät, auf welcher Seite man stehen wollen sollte: So viele Getränke gibt es auf der Welt. Und so wenige ohne Alkohol!

Schauen Sie einmal auf die Regale einer Bar, wo die Pracht und die Herrlichkeit und vor allem die Vielfalt der Alkoholika ausgebreitet sind wie die Federn eines Pfauenrads. Und dann stellen Sie sich das gleiche danach mit Softdrinks vor. Schauen Sie in einem Restaurant in die Karte – und dann suchen Sie die Seite mit den alkoholfreien Getränken. Wenn die überhaupt eine ganze Seite füllen. Eine Armada von Weiß-, Rot- und Roséweinen aus aller Herren Länder und Lagen, dazu Biere und Spirituosen gegen die immergleiche traurige Trias aus Selters, Cola und Apfelschorle. Wer in diesen kümmerlichen Gefilden sein Getränk aussucht, muß sich über Mitleid und Ärger im Blick des Kellners nicht wundern. Und wer ein alkoholfreies Bier nach dem anderen ordert, muß nicht erwarten, daß der Barmann ihm am Ende des Abends das Du anbietet.

Schon die Bezeichnung deutet es ja an: alkoholfrei. Nichtalkoholisch. Antialkoholisch.

Ist damit nicht schon hinreichend deutlich, was der Normalfall ist und was die Ausnahme, der Sonderfall, die befremdliche Abart? Nicht einmal das Wort »trinken« ist ja neutral. Wer da von Kaffee, Tee oder Fruchtsaft spricht, muß das schon dazu sagen, sonst versteht ihn keiner.

Trinken ist automatisch Alkoholtrinken, außer man schließt es explizit aus. Die Tragik der Abstinenzler und Antialkoholiker besteht auch darin, daß sie das, was sie nicht trinken wollen, trotzdem immer im Namen mit sich führen müssen. Es verfolgt sie wie ein Fluch, daß sie zuviel davon hatten, wovon sie jetzt nichts mehr haben dürfen, wenn ihnen ihr Leben lieb ist. Die Normalität schmeckt alkoholisch; da beißt auch die Suchtbeauftragte der Bundesregierung keinen Faden ab.

Sogar in streng islamischen Ländern kommt die Alkoholfreiheit nicht ohne die Voraussetzung des Trinkens aus. Muslime sind in gewisser Weise tatsächlich Alkoholiker auf Entzug – nicht im einzelnen, aber doch gesamtkulturell und historisch betrachtet: Alkohol ist ein Wort aus dem Arabischen. Die Technik der Destillation haben die Europäer von den Arabern gelernt. Und bis zum Eingreifen des Propheten Mohammed war die Region mittelmeerweit für ihren beträchtlichen Weinkonsum berühmt. Exakt deshalb hat er ihn den Seinen ja überhaupt erst verboten – weil im Suff eine wichtige Schlacht verloren worden war.

Das Abendland hat traditionell eine entgegengesetzte Militärdoktrin verfolgt. Es hat sich stets Mut und Verwegenheit erst angetrunken. Und es ist, das darf man in der Gesamtbilanz ja vielleicht mal so konstatieren, damit im Vergleich nicht so schlecht gefahren. Die sogenannten westlichen Werte, Freiheit, Wohlstand, Gleichberechtigung und so weiter, schwimmen auf einem Ozean aus Alkohol.

Der größere Teil der Weltbevölkerung lebt abstinent, heißt es immer in den Berichten der Suchtforscher. Der größere Teil der Weltbevölkerung lebt allerdings auch in bestürzender Armut. Beides zu ändern wäre ein Gebot der Menschlichkeit. Wenn Länder wie Indien, China oder Thailand zu den westlichen Industriestaaten aufschließen, dann drückt sich das zahlenmäßig nicht nur im Bruttoinlandsprodukt aus, sondern automatisch auch im Alkoholkonsum. Billigfusel hin, Elendsalkoholismus her: Trinken gilt insgesamt als Wohlstandsindikator. In diesem Sinne wurden auch die Leberschäden der DDR-Bevölkerung noch bis in die Sechzigerjahre hinein durchaus als Zeichen des Fortschritts interpretiert. (So entnehme ich das jedenfalls dem Buch »Von Herrengedeck und Kumpeltod – Die Drogengeschichte der DDR« von Gundula Barsch.) Erst danach begann auch dort das Trinken allmählich zum Problem zu werden, zum Symbol des Niedergangs.

Aber so ist das immer und grundsätzlich. Es gibt diesen Punkt, an dem die Dinge umschlagen. Bis zu diesem Punkt gedeiht alles prächtig, danach wird es unangenehm. Das gilt für jeden einzelnen, für jede Party, für ganze Volkswirtschaften.

Unser Verhältnis zum Trinken, das praktische wie das theoretische, ist launenhaft und ambivalent. Man kann es so oder so sehen – und wie man es sieht, hängt in der Regel davon ab, ob man selber gerade zu den Trinkenden gehört oder zu den Nüchternen. Zwischen beiden gibt es einen natürlichen Konflikt: Beide gehen sich enorm auf die Nerven. Jeder kennt das, der schon einmal zu spät auf eine Party kam und den Eindruck hatte, daß sich alle anderen schon uneinholbar vorausgetrunken haben. Es gibt auf dieser Welt vermutlich nichts Anstrengenderes und nichts Abstoßenderes, nichts Bedrückenderes und nichts Beängstigenderes als Betrunkene.

Außer man ist selbst einer von ihnen – dann gilt das gleiche für die Nüchternen.

Es gibt für diesen Konflikt im Prinzip natürlich eine denkbar simple Lösung: trinken.

Es ist immer einfacher für einen Nüchternen, betrunken zu werden, als umgekehrt. Es geht jedenfalls schneller.

Einmal sah ich in einer Talkshow einen spektakulären Frontalaufeinanderprall dieser Fraktionen. Zuerst sah man den sogenannten Volksschauspieler Wolfgang Völz. Er hockte da wie eine große, gemütliche Kröte und machte die Sendung über eine komplette Flasche Rotwein nieder, um zu beweisen, daß ihm das praktisch gar nichts anhaben konnte, weil bei einem Typ wie ihm das Trinken sozusagen immer schon zum Sein gehörte.

Dann war da ein Brauereibesitzer aus Augsburg, ein etwas lächerliches Kerlchen, das eine Trachtenjacke trug und vergnügt die Weisheiten der Bierbrauerlobby in die Runde schmunzelte: Bier sei gesund, voller Vitamine, alkoholarm, geselligkeitsfördernd, ein Kulturgut oder, wie der Bayer sage, ein Grundnahrungsmittel ...

Zwischen den beiden aber thronte der Modeschöpfer Harald Glööckler. Falls sich jemand noch nie bis in die Homeshopping-Kanäle des Fernsehens verirrt hat: Stellen Sie sich die Societyladies Ute und Chiara Ohoven als Mann mit Vollbart vor. Viele machen sich über Glööcklers Erscheinung lustig, ich persönlich halte ihn für einen Ein-Mann-Christopher-Street-Day; ein wirkungsvollerer Kurzschluß zwischen dem ländlichen Homeshopping-Proletariat und der Welt der Fummeltrinen ist mir jedenfalls noch nicht untergekommen.

Wer aber nun gedacht hatte, seine Aufgabe wäre es, im Rahmen dieser Fernsehsendung, eingemauert zwischen den beiden bayrischen Heterotrinkern, dem Prosecco ein schrilles Loblied zu singen: Der traute bald seinen Ohren nicht mehr.

»In den Giftschrank damit!« schrie der Modeschöpfer und meinte das Bier, von dem der Brauer eben noch behauptet hatte, daß es nie im Leben eine Droge sei. Als Zuschauer brauchte man eine Weile, um zu begreifen, daß da keinerlei Ulkigkeit im Spiel war, kein abgeknicktes Handgelenk, keine Pose, kein Getue. Es war ihm bitterer Ernst: Glööcklers Vater war offenbar starker Trinker gewesen, schon morgens Bier, mittags Schnäpse, abends Schläge. Am Ende hatte er, so stellte es Glööckler in der Sendung jedenfalls dar, wohl sogar seine Frau, Glööcklers Mutter, umgebracht.

Gegen so etwas kommt natürlich kein Trinkerhumor mehr an, nicht einmal der von Wolfgang Völz. Die Sendung ging dann weiter mit zwei trockenen Alkoholikern. Ein Richter, der geglaubt hatte, es merke keiner, wenn er heimlich Bierbüchsen im Schreibtisch stapelt. Und eine Mutter, die auch während der Schwangerschaft durchgesoffen hatte. Die gelegentlichen Kommentare des Schauspielers und des Brauers klangen dazwischen so deplaziert wie Rülpser.

Da saßen also zwei Suchtkranke, für die jeder weitere Schluck der sichere Weg ins Verderben gewesen wäre.

Ihnen gegenüber saß der Brauer, der das Bier zu einer Art Faßbrause verniedlichte. Dann der Schauspieler, der den Alkohol gar nicht mehr zu merken schien, weil er so daran gewöhnt war. Und schließlich Harald Glööckler – der mit seinen Ansichten als einziger seinen Führerschein wiederbekommen hätte, wenn diese Runde bei einem sogenannten Idiotentest angetreten wäre: Trinken ja – aber in Maßen und im Bewußtsein der Gefahren ...

Aus dem Mann sprach die reine Stimme der Vernunft. Zum Glück klang sie dabei aber so aufgekratzt und affektiert, als würde sie in Wahrheit das Gegenteil verkünden. Da war sie nämlich wieder, die uralte Mahnung zum »richtigen Maß«, zur »guten Mitte«, zur »aurea mediocritas«, die die Menschheit schon seit Horaz, seit Cicero, eigentlich sogar seit Aristoteles langweilt und zugleich überfordert. Denn wer aus lauter Angst, darüberzuliegen, immer nur darunter bleibt, der wird das richtige Maß nie kennenlernen. Man muß ihn schon, wie Glööckler, im Gestus grundsätzlicher Angeschwipstheit vortragen, damit dieser fade Gedanke Glanz gewinnt.

Aber, wer weiß, vielleicht wäre das ja genau die Haltung, die man propagieren sollte.

Abstinenz ist es jedenfalls nicht. Abstinenz ist viel zu gefährlich.

# IV. Warum Abstinenz keine Lösung ist – oder: Wie besteht man einen Idiotentest?

❧

*Trinken und Autofahren · Der Führerscheinverlust ·*
*Die Medizinisch-Psychologische Untersuchung als*
*Genußsteigerung · Und wie man sich darauf vorbereitet ·*
*Trinkgeschichte aufarbeiten · Alkohol berechnen · Warum*
*torkeln besser ist als nüchtern tun · Es nie wieder dazu*
*kommen lassen · Für bessere Taxis!*

»Abstinenz ist kein kontrolliertes Trinkverhalten.«

Das ist die offizielle Formulierung für: Wer trinkt, hat ein Problem – wer nicht trinkt allerdings auch.

Der Autor darf zum Glück von sich sagen, daß er kein Alkoholproblem hat. Das hat er sogar schriftlich. Von einer diplomierten Verkehrspsychologin, die ihn dafür einem langen, harten Verhör unterzogen hat.

Es war das, was die Fachleute die »Medizinisch-Psychologische Untersuchung« nennen und der Volksmund den »Idiotentest«. Wer ihn hinter sich hat, vermeidet den Begriff natürlich. Es ist damit wie mit dem Aids-Test: Da möchte auch keiner von sich sagen, er hätte ihn »bestanden«. Sprechen wir also lieber von »durchkommen«. Die meisten kommen übrigens nicht durch. Rund 250 Autofahrer verlieren in Deutschland ihren Führerschein, weil sie unter Alkoholeinfluß am

Steuer saßen – 250 pro Tag! Und das sind nur die, die erwischt werden.

Ein großer Teil davon muß dann in einer Medizinisch-Psychologischen Untersuchung, kurz MPU, ermitteln lassen, ob er würdig ist, ausnahmsweise doch noch einmal eine Fahrerlaubnis erteilt zu bekommen. Fast zwei Drittel scheitern allerdings und fahren für den Rest ihres Lebens mit Bus und Bahn.

Oder Taxi. Als ich damals im Taxi zur Untersuchung bei der Dekra nach Berlin-Hohenschönhausen rausfuhr, wußte der Fahrer sofort Bescheid. »Idiotentest, was? Hab ich auch durch.«

Da er ja fuhr, ging ich davon aus, daß er erfolgreich gewesen war.

»Das ist schlimmer als ein Stasi-Verhör«, so der Taxifahrer – und er wisse, wovon er da rede. Er habe in Bautzen gesessen. Aber »bei denen« habe man wenigstens gewußt, was die hören wollten. »Bei denen da«, und hier zeigte er mit dem Kinn vage in Fahrtrichtung, »bei denen weiß das keiner.«

Das war, so als Zeitzeugenaussage, natürlich eindrucksvoll. Inhaltlich ist es aber nicht ganz richtig. Der Autor hier weiß es nämlich jetzt, und er kann Ratschläge geben.

Man darf sagen, er hat auch dieses Kapitel gründlich recherchiert. Nicht, daß er es aus Spaß am Vergehen getan hätte. Er hatte schon ein angemessen schlechtes Gewissen, als er damals alkoholisiert hinter dem Steuer saß, und er hielt sich sogar extra penibel an jede Verkehrsvorschrift. Genau das wurde ihm allerdings zum Verhängnis.

Als ihn die Polizisten aus dem Verkehr zogen, erklärten sie ihm, sie seien schon eine ganze Weile hinter ihm hergefahren. Wenn aber einer nachts nur fünfzig fahre, wo fünfzig erlaubt sind, und nicht knapp sechzig, wie das alle machten, so die Polizisten, wenn sich also einer ausnahmsweise einmal wirklich an die Regeln halte: dann mache sich der verdächtig. Dann sei das ein Indiz dafür, daß es sich lohnen könnte, da mal mit dem Pusteröhrchen ans Fenster zu klopfen. Strikte Verkehrsregeltreue gehöre sozusagen zu den alkoholtypischen Ausfallerscheinungen. »Kräftig!« schrien die Polizisten dann Mal ums Mal, als der arme Autor sein Heil in der Zirkularatmung suchte – Ansaugen von frischer Luft durch die Nase, und dann gleich rein damit ins Röhrchen –, es klappte leider nicht. Am Ende standen unglaubliche 1,4 Promille auf der Anzeige des Meßgeräts. Das alleine bringt einen zwar noch nicht unbedingt in den Genuß einer MPU, die ist erst ab 1,6 Promille vorgeschrieben. Aber der Autor hatte vorgesorgt und war ein paar Jahre zuvor schon leicht angetrunken mit einem nicht versicherten Kleinroller, um den übrigen Verkehr nicht unnötig zu gefährden, vorsichts- und abkürzungshalber etwas sehr zügig verkehrtherum durch eine Einbahnstraße gefahren, an deren Ende die Polizei bei einer Routinekontrolle auf Verkehrsteilnehmer aus der anderen Richtung wartete. Und das (zusammen mit einer roten Ampel, die wieder ein paar Jahre zuvor knapp überrollt worden war, um die Nachfolgenden nicht durch eine abrupte Bremsung zu irritieren) reichte dann aus für die Qualifikation zur MPU.

Falls Sie also, liebe Leser, aus welchen Gründen auch immer, ein Interesse daran haben, wie man daherreden muß, um nach einer Trunkenheitsfahrt den Führerschein wiederzubekommen, dann kann ich Ihnen an dieser Stelle nur empfehlen: So, wie ich hier eben, schon mal nicht! Entschuldigendes Kleinreden der Vorfälle kommt aller Erfahrung nach überhaupt nicht gut an bei den Psychologen. Gefragt sind klare Ich-Botschaften, Zerknirschung und Reue. Gefragt sind Einsicht und Besserung. Und, was das schwerste ist: Man muß ihnen glaubhaft machen, daß es tatsächlich niemals wieder vorkommen wird.

Deshalb kann ich allen, die je in diese Situation geraten, nur den Ratschlag geben: Kommen Sie bitte nie, niemals und unter keinen Umständen auf die Idee zu behaupten, sie würden fortan nie wieder etwas trinken. Wer solchen Unfug erzählt, ist automatisch durchgefallen. »Abstinenz ist kein kontrolliertes Trinkverhalten« – das ist ein absoluter Lieblingssatz der Psychologen. Genausogut könnten Sie verkünden, Sie wollten sich von jetzt an jeden Tag einen Vollrausch gönnen.

Ich darf sagen, ich habe schon einige Freunde mit meinen Hinweisen glücklich durch die MPU gebracht. Der L. aus Hamburg etwa wurde von der Gutachterin gefragt: »Wie hoch schätzen Sie das Risiko ein, daß Sie wieder mit Alkohol in Berührung kommen?«

Darauf er: »Sehr hoch! Schon heute abend wieder, im Stadion, beim HSV.«

Die Gutachterin zog die Augenbrauen hoch: »Ich bin Fan von Werder Bremen. Sie sind durchgefallen.«

Den Rest der Zeit unterhielten sie sich über die Saison und ihre Fußballvereine. Daß L. in dieser Frage unnachgiebig und als Hamburger einem Bremen-Fan kein Entgegenkommen zu zeigen bereit war, selbst wenn davon der Führerschein abhing: Das wurde von der Psychologin offenbar als Zeichen von Charakterfestigkeit gewertet, und am Ende bekam er seinen Führerschein natürlich doch wieder.

Weil er die Nerven behalten hatte. Weil er ehrlich war zu ihr und sich.

Alles andere hat nämlich keinen Sinn. Ehrlichkeit ist das Wichtigste beim Trinken. Man muß dazu stehen. Und dafür muß man sich erst einmal damit auseinandersetzen. Insofern kann so eine MPU sogar im Interesse des eigenen Alkoholgenusses liegen. Es ist ein bißchen wie bei einer Krankschreibung, die der Workaholic nutzen kann, um ein paar Fotos ins Album zu kleben und das Tagebuch nachzutragen. Es gilt hier zu klären, was man wann in welchen Mengen wo und mit wem und aus welchem Grund und mit welchem Ergebnis in seinem bisherigen Leben schon so getrunken hat – und dabei merkt man erst einmal, was für eine biographiebildende Rolle das Trinken spielt.

»Die eigene Trinkgeschichte aufarbeiten«: Das ist etwas, worauf die Verkehrspsychologen großen Wert legen. Sie sagen wirklich »Trinkgeschichte«. Das alles kann man aber nur wissen, wenn man einen Vorbereitungskurs besucht hat. Man kann eine MPU nicht schaffen ohne einen Vorbereitungskurs. Ausgeschlossen.

Ja, das ist unfaßbar teuer. Man muß öffentliche Verkehrsmittel benutzen, um überhaupt hinzukommen. Man muß pünktlich sein. Es empfiehlt sich auch, nüchtern zu erscheinen. Alles Härten für jemanden, der gerne fährt und/oder trinkt. Aber das alles ist Teil des Programms. Man muß sich das vorstellen wie einen institutionalisierten Kater. Es geht ja auch um das gleiche: Wunden lecken, Reue zeigen, geistig entgiften. Und wie ein guter Kater kann auch das eine gewinnbringende Erfahrung sein. Zum Beispiel trifft man bei Vorbereitungskursen auf eine MPU grundsätzlich interessante Leute.

Da war R., der kurz vor Weihnachten seinen Dienstwagen bei Glatteis in die Rabatten vorm Gebäude der Stiftung Warentest gesetzt hatte, wie um deren Mitarbeitern zu beweisen, daß der das mitmacht. Er hatte bei dem Versuch, da wieder rauszukommen, mit durchdrehenden Reifen noch eine ganze Weile das Beet zerwühlt und war dann schimpfend zu Fuß nach Hause gelaufen. Als er am nächsten Vormittag wiedergekommen war, hatten schon die Warentester aufgebracht um sein Auto herumgestanden, und als er dann Anstalten machte, das mit dem Ausparken noch einmal zu probieren, da hatte die Polizei ihn pusten lassen. Und siehe: Da standen immer noch stattliche 1,6 Promille Restalkohol zu Buche.

Oder S., der Mann vom Außendienst, der nach ein paar Grappa noch absolut fahrtüchtig war und sich auch nichts zuschulden kommen lassen hatte. Im Gegenteil: Ihm war an der Ampel stehend ein LKW hintendraufgedonnert. Was aber macht unsere Polizei? Gibt IHM die Schuld. Als ob er im Rückwärtsgang dem LKW reingefahren wäre. »Absurd!« sagte S., der Außendienstler – und daß er die Polizisten daraufhin gefragt habe, wieviel Grappa die eigentlich getrunken hätten, was die Sache für ihn am Ende nicht besser gemacht hatte.

Jedes Schicksal eine Tragödie für sich. Aber das fing schon mit dem Kursleiter an.

Der Mann hieß W. und erklärte uns gleich zur Begrüßung, daß er grundsätzlich 140 fahre, wenn 120 erlaubt sind. Strafpunkte in Flensburg gebe es ja erst, wenn er mit 141 km/h geblitzt wird, und der Tanz am Rande solcher Grenzen – oh, damit kenne er sich aus. Bevor W. MPU-Trainer wurde, hatte er sein Geld als Day-Trader verdient. Dauernd mit zuckendem Finger an mindestens zwei Computern gleichzeitig. Auch das wollte er schon mal vorausgeschickt haben. Rausch und Suchtgefahren: keine Fremdwörter für ihn. Dann freute er sich grimmig über die verstörten Gesichter seiner Klienten. Er wußte: Da sitzen lauter Leute, die der Meinung sind, hier gar nicht herzugehören.

Ich erinnere mich noch an den jungen E., der von sich sagte, ihn gehe das hier im Grund überhaupt nichts an. Alkohol sei nun wirklich nicht sein Problem. Er lebe nämlich abstinent, aus Überzeugung, und zwar immer schon.

Kursleiter W. schaute erstaunt in seine Akten. »Hier steht, Sie hatten 1,8 Promille, als man sie gefunden hat. Schlafend. Am Lenkrad. Mitten auf der Kreuzung.«

»Weil doch Silvester war!« schrie aufgebracht der junge E. Das sei es ja: Tanzen habe er gehen wollen, anstehen habe er müssen, Wasser sei ihm von falschen Freunden angeboten worden, um Wodka habe es sich wohl in Wahrheit gehandelt. Dann sei kein Taxi zu haben gewesen. Aber sein Auto habe da gestanden. Und bevor sie ihn noch mehr hätten abfüllen können, habe er schnell nach Hause fahren wollen …

Kursleiter W. schaute geduldig. Er hörte solche Geschichten täglich.

»Und nun?« fragte er.

Nun werde er nie wieder etwas trinken, niemals in seinem Leben, erklärte der junge E., er hasse den Alkohol, verabscheue ihn, finde ihn ganz und gar fürchterlich.

35

So werde er den Führerschein aber leider ganz bestimmt nicht wiederbekommen, wurde ihm entgegnet. Hassen sei nämlich leider nicht das gleiche wie beherrschen. Es sei sogar so ziemlich das genaue Gegenteil davon.

Der Alkohol wurde uns hier als ein tückisches Biest nahegebracht, das man mal besser im Auge behalten solle, denn sonst falle es einen hinterrücks an, und dann sei man wehrlos, und dann mache es mit einem, was es will. W. hielt uns sogar einen Glaskolben vor die Nase, in dem er es dingfest gemacht hatte. Farblos und böse schwappte es darin herum. Alkohol, so der Kursleiter mit apokalyptischer Stimme, sei ein Nervengift. Alkohol verursache Krebs. Alkohol werde im Körper zu Acetaldehyd umgewandelt und fördere die Bildung von freien Radikalen, beides Zellgifte, die zur Schädigung des Erbgutes führen könnten.

Jemand kam ihm mit der Weisheit, daß Rotwein doch aber ganz gut fürs Herz sein solle.

Richtig, sagte der Kursleiter aggressiv, aber auf alle anderen Organe habe er eine schädigende Wirkung. Und daß wir ja abwägen könnten, was ein gesundes Herz wert sei, wenn der Rest des Körpers hin ist.

Es war eine Stimmung wie in einem Boot-Camp. Er stand da und kläffte, uns werde das leichtfertige Grinsen noch vergehen. Alkohol sei, »verdammt noch mal«, kein Spaß und im Straßenverkehr schon gar nicht. Und nein:

Es könne eben nicht »jedem mal passieren«. Es säßen nicht »alle« mal nach einem Glas zuviel noch im Auto, es trinke noch nicht einmal »jeder mal was«. »Zwanzig Prozent der Leute verbrauchen achtzig Prozent aller Alkoholika.« Und dabei schaute er, als säßen diese zwanzig Prozent gerade versammelt vor ihm.

Irgendwann hatte er uns dann soweit; wir haderten nicht mehr mit dem Schicksal, dummerweise bei etwas erwischt worden zu sein, was angeblich alle machten – wir haderten nun mit der Tatsache, alkoholisiert hinter einem Steuer gesessen zu haben. Und wir dankten Gott, daß niemand zu Schaden gekommen war dabei. »Bei fünfzig Prozent aller tödlichen Unfälle im Straßenverkehr ist Alkohol im Spiel«, so der W. immer und immer wieder.

Prozente, Promille, Zahlen generell: Die Trinkproblematik ist voll davon. Aus meinen Notizen: Bei 0,5 Promille Alkohol im Blut Verdopplung, bei 0,8 Promille Vervierfachung des Unfallrisikos. Bei 1,1 Promille absolute Fahruntüchtigkeit – dies eine Straftat, kann mit Gefängnis bestraft werden. Bei Ausfallerscheinungen oder Fahrfehlern allerdings absolute Fahruntüchtigkeit auch schon ab 0,3 Promille – und dazu braucht es noch nicht einmal zwingend einen Unfall. Schlangenlinien fahren reicht schon. Kommt es aber zu einem Unfall, trägt automatisch der die Schuld, der mehr als 0,3 Promille hat, selbst wenn er arglos an der Ampel stand und ihm einer hinten auffährt.

Bitter. Sei aber nun einmal so.

Und warum dann nicht gleich 0,0 Promille – wie früher im Ostblock?

Antwort: weil das nur in den dortigen Diktaturen durchzusetzen war. Weil im Westen jeder Brauereibesitzer gegen so ein Gesetz vor Gericht ziehen könnte, denn unter 0,3 Promille ist offenbar nicht nachweisbar, daß der Alkohol Auswirkungen auf das Fahrverhalten hat.

Und woher soll man wissen, ab wann man nun exakt 0,3 Promille Alkohol im Blut hat?

Antwort: Rechnen, Rechnen, Rechnen!

Wer für die MPU lernt, fühlt sich grundsätzlich wie vor einem Mathematikabitur. Körpergewicht und Geschlecht und Zeit – alles spielt eine Rolle. Wir lernten Abbauraten und komplexe Formeln auswendig. Wir rechneten Getränke in Promille um und Promille in Partyabende. Schon bald gingen uns Wörter wie »Resorptionsdefizit« ganz selbstverständlich über die Lippen. (Dabei geht es um den Alkohol, der den Blutkreislauf nicht oder nicht meßbar erreicht, wo auch immer er dabei abbleiben mag; in Abhängigkeit von der Getränkesorte können das zehn bis dreißig Prozent sein.)

Wir lernten, daß fettes Essen die Alkoholaufnahme ins Blut zwar tatsächlich verzögert – den Abbau allerdings auch. Und wir erschauderten vor der Erkenntnis, wie unfaßbar viele Leute tagsüber – morgens, mittags und noch nachmittags im Berufsverkehr – voll mit Restalkohol durch die Gegend fahren und es noch nicht einmal ahnen.

Wir, die wir diesen Kursus durchlaufen haben, haben uns im Gegensatz zu den versoffenen Scheinheiligen von der Boulevardpresse kein bißchen die Frage gestellt, wie die evangelische Bischöfin Käßmann im Frühjahr 2010 nur auf die Idee kommen konnte, sich mit 1,54 Promille hinters Steuer zu setzen, eine rote Ampel zu überfahren und dann von der Polizei erwischt zu werden. Denn wir wissen, daß das exakt die Sorte von Ideen ist, auf die man mit 1,54 Promille überhaupt erst kommt. Wir wissen, bis 0,5 Promille heißt es: »Ich kann noch fahren.« Ab 0,5 Promille: »Ich nehme ein Taxi.« Irgendwo jenseits von 0,8 jedoch: »Ach was, natürlich kann ich fahren!« Ab 0,8 Promille kann man nicht mehr »noch fahren«, ab 0,8 kann man es wieder! Denn das ist ja der Job des Alkohols: Bedenken außer Kraft setzen, Stärken suggerieren.

Wir wissen sogar Dinge, die Frau Käßmann wahrscheinlich bis heute nicht ahnt: Die gewesene Bischöfin kann ihrem Herrgott nämlich dankbar sein, daß sie bei ihrer Trunkenheitsfahrt auch gleich eine rote Ampel mitgenommen hat. Das zweite Vergehen relativiert das erste ein wenig. Jedenfalls im Hinblick auf eine spätere MPU ist es immer praktischer, wilde Ausfallerscheinungen zu zeigen. Es kann nämlich belegen helfen, daß man soviel, wie man hatte, gar nicht verträgt – geschweige denn regelmäßig trinkt und dann noch routiniert Auto fährt. Wer betrunken ist und es verleugnet, bringt sich auch hier um viel.

Was sollte man also tun?

Sich ein kontrolliertes Trinkverhalten zulegen.

Dessen Eckdaten sind, meinen Aufzeichnungen zufolge, diese hier:

– Nicht täglich!
– Mehr Wochentage ohne als mit!
– Nicht mehr als zehn Trinkeinheiten maximal! (»Trinkeinheit« = ein kleiner Schnaps (0,01 l), ein kleines Glas Wein (0,1 l), ein wirklich kleines Bier (0,2 l). Das mag als Maßangabe etwas lebensfern erscheinen, aber offenbar kommt man nur so auf ungefähr vergleichbare Alkoholmengen.)
– Mindestens so viele alkoholfreie Getränke wie alkoholische!
– Bei einer Sache bleiben!
– Und zwar der, die man wirklich mag.
– Und niemals Schnäpse aufschwatzen lassen! Weder von rundenschmeißenden Kumpanen noch von öligen Kellnern, die ohnehin nur die Höhe der Rechnung in trüben Alkoholnebeln zu kaschieren versuchen!

Das Frappierende daran ist: Dieser Maßnahmenkatalog läßt sich nicht nur als Einschränkung und Disziplinierung lesen, im Gegenteil: Er ist zugleich ein Programm zur Steigerung des Genusses, er dient am Ende sogar der Intensivierung des Rauschs. Eine Medizinisch-Psychologische Untersuchung ist so gesehen für jemanden, der sowohl gern trinkt als auch gern fährt, das Beste, was ihm passieren kann.

Sie besteht, wie der Name schon sagt, aus einem medizinischen und einem psychologischen Test. Der psychologische gilt als der ungleich härtere. Trotzdem sollten Betroffene den medizinischen nicht unterschätzen. Wer es nicht gewöhnt ist, morgens auf nüchternen Magen mit geschlossenen Augen auf imaginären Linien durch das Sprechzimmer zu balancieren, dem kann es auch ohne irgendein Alkoholproblem passieren, daß er in den Ficus Benjamini stürzt. Auch das Treffen der Nasenspitze mit dem Finger ist bei geschlossenen oder sogar bei geöffneten Augen schon für manchen Nüchternen ein motorisches Problem. Man sollte diese Dinge also üben. Gerade denen, die sich für erfahrene Trinker halten, den Trinkfesten, die noch nach ein paar Gläsern alles im Griff zu haben meinen, gerade denen empfiehlt es sich außerdem sehr, nach dem Führerscheinentzug auch einen Alkoholentzug zu machen, deutlich weniger und seltener zu trinken – und dies durch die Entnahme von Blutproben vorher und hinterher auch zu dokumentieren. Die

Augen der Gutachter werden mit Wohlgefallen auf gesunkenen Leberwerten ruhen. So einer kann dann auch mit Berechtigung sagen: »Ich habe mein Trinkverhalten geändert und merke die Wirkung des Alkohols jetzt deutlicher und früher.« Denn auch das ist ein Satz, den die Verkehrspsychologen gerne hören.

Was sie ansonsten hören wollen, ist theoretisch ganz einfach, in der Praxis aber eine Herausforderung: Sie wollen, kurz gesagt, wissen, wie es dazu kommen konnte. Und wie man sicherstellen will, daß es in Zukunft nie wieder dazu kommen kann. Sie hören sich das mit größtmöglicher Skepsis an, sie wollen überzeugt werden.

Die Rückschau hat es dabei besonders in sich. Man ist mit einer Promillezahl Auto gefahren, bei der weniger geübte Trinker nicht einmal mehr mit dem Schlüssel das Zündschloß treffen würden. Wie erklärt man, daß man soviel gewohnt ist, ohne daß sich dem Gutachter der Eindruck von Trinkroutinen vermittelt?

Wer da nämlich angibt, daß bei ihm zum Abendbrot ein Bierchen gehört, kann anschließend direkt nach Hause gehen. Mit der Betonung auf: gehen.

Genauso der, der es immer nur an den Wochenenden krachen läßt.

Alles Regelmäßige, alle Muster bedeuten hier ein endgültiges Lebewohl für den Führerschein. Es ist ratsam, hier tief in der eigenen Historie zu wühlen. Was hat man eigentlich immer so getrunken, wo und wann und mit wem und warum überhaupt – und hat es eigentlich geschmeckt? So macht man sich das wenigstens nachträglich bewußt. Und wenn dann einer für die MPU seine Trinkgeschichte ein bißchen frisiert, die Muster zertrümmert, die trüben Trinkroutinen zu biographischen Hochphasen und Tiefen umordnet: Dann ist das ja vielleicht zumindest ein Anstoß zur Kurskorrektur. Ich glaube jedenfalls, die Gutachter honorieren manchmal schon die Einsicht.

Wenn es gutgeht, kann man so eine MPU als läuternde Anstalt begreifen. Ein positives Gutachten kommt einer Wiedergeburt gleich. Man darf dann wieder. Man darf wieder fahren. Man darf sogar was trinken. Nur eben ab sofort immer nur noch eins von beidem.

Aber wie stellt man sicher, daß sich diese beiden Sphären des täglichen Lebens tatsächlich nie wieder in die Quere kommen?

Vielleicht schon mal damit, daß man beides nicht mehr als Sphären des Alltäglichen wahrnimmt, sondern als Ausnahmezustände. Das Fahren ist ein Rausch eigener Art. Der Mensch trinkt Alkohol, das Auto Kraftstoff, beides setzt im Inneren wundersame Verwandlungswirkungen frei. Das Auto ist genauso ein Genußmittel wie die Alkoholika, beglückend und gefährlich.

Nun weiß natürlich auch ich, daß beides zusammengenommen die Gefahr exponentiell steigert – die Beglückkung allerdings auch. Die englische Rockband »The Business« jubelte schon vor Jahren: »Drinkin'n' Drivin is so much fun.« Ich kenne Leute, die der Ansicht sind, daß es nichts synästhetisch Sensationelleres gibt, als ein bißchen angeknallt und mit der richtigen Musik durch die Weinberge der Südsteiermark oder der Côte de Beaune zu kurven, wo ja die Straßen ihrerseits schon in gehörigen Schlangenlinien durch die Landschaft torkeln. Ich kenne sogar Leute, die der Meinung sind: Falls doch einmal ernsthaft etwas dazwischenkommen sollte dabei, ein Baum, eine Mauer, ein LKW, dann sei das immer noch besser, als ein paar Jahrzehnte später in einem Pflegeheim an Alterskrankheiten zu verenden, gegängelt von rabiaten Krankenschwestern, die einem auf den letzten Metern garantiert keine schöne Flasche mehr aufmachen; also nicht nur in Schmerz, Entmündigung und Schwäche, sondern zu allem Überfluß auch noch nüchtern…

Aber ich kann dazu nur sagen, daß Gesetzgeber wie Verkehrspsychologen so etwas sicher zu Recht nur ungern hören.

Es wäre im Sinne von Gesundheit, Führerschein und Gesetzestreue jedenfalls gescheiter, sich klarzumachen, daß das Autofahren nur noch halb soviel Spaß macht, wenn man zu betrunken ist, um die Feinheiten wahrzunehmen, die im Zusammenspiel von Motor, Design, Bewegung und Landschaft auf einen einnadeln. Und daß es auch den Spaß am Betrunkensein im Grunde eher dämpft, wenn man sich mit brummendem Kopf auf den

Verkehr konzentrieren muß – und darauf, immer exakt zehn km/h zu schnell zu fahren, damit man der Polizei nicht auffällt.

Aber die guten Vorsätze sind am Anfang immer gewaltig. Die Rückfallzahlen am Ende allerdings auch.

Dafür werden in den MPU-Lehrgängen eine Reihe von Vermeidungsstrategien entwickelt. Eine von ihnen läuft darauf hinaus, gar kein Fahrzeug dabeizuhaben, wenn getrunken wird. Das erfordert allerdings logistische Vorplanung. Wenn sich das Trinken aber zufällig ergibt, während draußen das Auto wartet: Dann ist das zwar ziemlich genau nicht das, was die Gutachter im Sinn hatten, als sie ihr O. K. gegeben haben. Dann kommt es aber umso mehr darauf an, nicht in diesen fatalen Zustand zu geraten, in dem man denkt, man könne sehr wohl noch fahren. Meistens ist das der Fall, wenn man aus dem Lokal auf die Straße tritt und die gute Stimmung hinter sich zurückläßt, wenn die frische Luft ernüchternd wirkt und einem allmählich ins Bewußtsein flutet, wie viel Geld man da eben schon wieder hingelegt hat. Das ist der tückische Moment, in dem die Gesamtlage einem vorgaukelt, daß es geradezu ein Akt der Vernunft sei, jetzt lieber noch das eigene Auto heimzufahren, statt sich ein teures Taxi zu nehmen, wenn denn überhaupt mal eins kommt.

Es kommt also alles darauf an, in diesem Moment, in dem Moment, in dem man nach den Autoschlüsseln tastet, kurz innezuhalten und zu sagen: Langweilig! Es kommt darauf an, daß man es für eine viel verwegenere Idee hält, jetzt mit einem Taxifahrer seine Späße zu treiben.

Und wissen Sie, was das Beste daran ist?

Daß Sie am folgenden Morgen feststellen müssen, daß Ihr Auto nicht vor Ihrer Tür steht, sondern immer noch vor dem Lokal, wo Sie gestern so versackt sind. Halten Sie das bitte nicht für ein Ärgernis! Es ist das Gegenteil davon. Es ist Ihre Rettung. Denn so betrunken, wie Sie gestern abend waren, sind Sie noch bis zum Nachmittag voll mit Restalkohol. Wenn Sie jetzt zur Arbeit fahren würden, wäre es genau die Trunkenheitsfahrt, die Sie gestern so glücklich vermieden haben. Und die Wahrscheinlichkeit, angetrunken ein Kind zu überfahren, ist tagsüber sogar noch ein bißchen größer als nachts; es sind dann schlicht mehr davon unterwegs. Steigen Sie also in den Bus, machen Sie noch einen Taxifahrer glücklich, oder laufen Sie! Und murren Sie nicht! Das alles gehört noch zur Feier dazu. Es ist die Verlängerung des Ausnahmezustandes. Das ist der Preis für den Exzeß; und nur was teuer ist, ist einem auch lieb.

Schwachstelle an dieser Argumentation: Man muß es sich schon mit Macht einreden, daß es angenehmer ist, mit dem Taxi heimzufahren.

Das liegt aber auch an zu wenig Taxis, an Taxiunternehmen, die einem groteske Kleinwagen schicken, wo sich die müden Glieder auf eine Mercedeslimousine freuen, es liegt an zu langen Wartezeiten, und es liegt an Fahrern, die es im Umgang mit Betrunkenen an der notwendigen Geduld und Gelassenheit fehlen lassen.

Diese Fähigkeiten sind allerdings in allen gesellschaftlichen Bereichen zu wenig ausgeprägt. Betrunkenen wird generell viel zu wenig Verständnis entgegengebracht. Wer die Gesellschaft von anderen Betrunkenen verläßt und zwischen Nüchterne gerät, dem wird seine Betrunkenheit leider im Allgemeinen als etwas zu Bewußtsein gebracht, wofür er sich was schämen sollte. Die Folge ist, daß sich der Betrunkene seiner Betrunkenheit tatsächlich schämt und Anstrengungen unternimmt, sie sich zumindest nicht anmerken zu lassen. Er versucht, sich nichtbetrunken zu benehmen. Am Ende fährt er dann eben Auto und gefährdet seine Mitmenschen.

Es wäre deshalb schon im eigenen Interesse dieser Mitmenschen, betrunkenes Benehmen nicht nur zu dulden, sondern gutzuheißen und zu fördern. Wirte sollten scheidenden Gästen ihre letzten Getränke in Pappbecher umfüllen und für den Heimweg mitgeben, bevor sie ihnen mit Nachdruck ein Taxi rufen. So etwas habe ich in Madrid einmal gesehen, als der Barmann schließen wollte und die Gäste ihre Gläser nicht rechtzeitig leerbekamen. Der Effekt ist frappierend: Man steht dann nicht unvermittelt in der frischen Luft vor seinem Auto, während der unter Zeitdruck heruntergekippte letzte Cocktail gerade im Blut ankommt und dem Gehirn die Losung »Du kannst noch, los geht's« ausrichtet. Sondern man hat dann seinen Drink noch in der Hand, während man schon auf der Straße steht; und mit einem Drink in der Hand ist die Hemmschwelle das Auto aufzuschließen, jedenfalls bei nicht ganz hoffnungslosen Fällen, schon einmal entschieden größer.

Taxifahrer sollten dementsprechend Getränkehalter einbauen und für den Notfall Speitüten bereithalten. Vielleicht täte auch eine Weiterbildung bei Kindergärtnerinnen und Altenpflegern dem Berufsstand gut. Oder wenigstens eine Verinnerlichung des Begriffes Dienstleistung.

Beispielhafter sind da die Polizeibeamten, die man während des Münchner Oktoberfestes oder des Kölner Karnevals geduldig die Sicherheit der Berauschten gewährleisten sieht.

Es geht um einen gesellschaftlichen Vertrag, den die Nüchternen und die Trunkenen schließen müssen. Die Nüchternen seien die Diener der Trunkenen. Denn die Nüchternen sind immer nur Trunkene auf Abruf; und was sie Gutes an ihnen wirken, das tun sie letztlich auch für sich selbst.

# V. Muß die Jugend immer so viel trinken?

༃

*Jugend ist Trunkenheit ohne Wein (Goethe) · Aber dafür
mit Alkopops (Tankstelle) · Komasaufen und
Jugendgewalt · Wird das wirklich immer schlimmer? ·
Trinken, obwohl es nicht schmeckt · Trinken zum
Erwachsenwerden · Trinken, um dazuzugehören ·
Trinken, um betrunken zu werden · Und warum
trotzdem alles noch gut werden kann*

Sie treffen sich auf Flatrate-Partys, wo sie zum Pauschal-
preis saufen dürfen, soviel sie schaffen. Manche holen
sich vorher schon was von der Tankstelle, zum »Vorglü-
hen«. Am Ende landen sie vergiftet in der Notfallam-
bulanz und sind, wenn sie die Augen wieder aufmachen können, auch noch stolz darauf. Oder sie fallen ins
Koma, wie neulich ein Sechzehnjähriger nach einem Te-
quila-Wettrinken in Berlin, und wachen nie wieder auf.
Manche sind noch keine 14 Jahre alt und haben schon
bleibende Schäden davongetragen. Aber das ist nichts
gegen die Schäden, die sie anderen zufügen. Es gab Zeiten, da las man fast jede Woche von einem Erwachsenen, der in Bus oder Bahn von Halbwüchsigen halb-
tot geprügelt wurde, manchmal auch ganz tot. Und fast
immer spielte Alkohol dabei eine Rolle. Immer jünger,
immer mehr, immer enthemmter: Wer einigermaßen

regelmäßig Zeitung liest, muß zu dem Schluß kommen, daß es mit den Alkoholexzessen unter Jugendlichen immer schlimmer wird.

Aber wird es das wirklich?

Wer statt Zeitungen Bücher hernimmt und statt Polizeiberichten die Statistik, der kommt hier zu weniger eindeutigen Ergebnissen. Zum Beispiel sagen diese Statistiken, daß sich der Anteil der 12- bis 25jährigen, die mindestens einmal pro Woche Alkohol trinken, seit 1973 halbiert hat.

Und zum Beispiel sagt der Bücherschrank, daß etwa zur gleichen Zeit, in den Siebzigern, ein gewisser James Moffat in Großbritannien beträchtlichen Erfolg damit hatte, saufenden und prügelnden Schulkindern Bücher über saufende und prügelnde Schulkinder zu verkaufen. Er tat dies unter dem Pseudonym »Richard Allen«, und er stand in dem Ruf eines Mannes, der die Zeit, die er für seine Romane brauchte, nicht nach Tagen oder Wochen bemaß, sondern nach ausgetrunkenen Bierflaschen. Seine Romane waren allen Pädagogen und Eltern damals natürlich ein Beleg, daß es immer schlimmer werde mit der Jugend – welche heute ihrerseits in dem Alter ist, in dem man sich über saufende und raufende Halbstarke empört.

Ebenfalls in dieser Zeit erschien der Film »A Clockwork Orange« – und die Romanvorlage ist sogar noch ein Jahrzehnt älter. Alex DeLarge und seine Droogs – bis heute sind das die Urvorbilder aller Schulpflichtigen, die sich erst etwas reinpfeifen und dann ihre Umwelt tyrannisieren gehen, und Alex und seine Droogs mochten zwar nur Milch getrunken haben – aber in dieser Milch waren dann gleich halluzinogene Drogen.

Und wo wir gerade bei den härteren Rauschgiften und den Jugendjahren der heute Älteren sind: Da wären noch die »Kinder vom Bahnhof Zoo«, das Buch und der Film. Es macht nichts besser an dem Fall jenes Sechzehnjährigen, der sich in Berlin in ein tödliches Koma getrunken hat. Aber es zeigt, was in der Stadt in den Siebzigerjahren die Schlagzeilen bestimmte: der Herointod von Dreizehnjährigen.

Noch vor zehn Jahren sah es vor den Bahnhöfen der meisten westdeutschen Großstädte aus wie in einem Zombiefilm. Die schleichenden Junkies, die oft noch nicht einmal volljährig waren, aber immer so entsetzlich viel älter aussahen, als sie jemals werden würden, sie sind seitdem nahezu restlos aus dem Stadtbild verschwunden. Es kann sein, daß hartherzige Stadtpolitiker sie sonstwohin verbannt haben. Ich habe nur den Eindruck, sie sind in genau dem gleichen Maß verschwunden, in dem die Komasäufer mit ihren bunten Fertigmixgetränken aufgekommen sind.

Könnte es sein, daß aus den Kindern vom Bahnhof Zoo die Alkopopper von der Tankstelle geworden sind? Die Zahlen deuten darauf hin.

Die beiden Grundlebensweisheiten »Alles wird immer schlimmer« und »Früher war alles besser« schaffen es hier, in einen interessanten Widerspruch zu geraten. Daß die Jugend noch nie dermaßen sittlich und charakterlich verwahrlost war wie heute, das beklagt der ältere Mensch, wie man weiß, seit Anbeginn der Zeiten. Diese Klage hat etwas Ewiges, sie hat ihren Sinn, und sie ist in der Ordnung. Was dann aber eigentlich nicht geht, ist: dieser Jugend durch solche Vorwürfe zuzugestehen, mehr zu trinken und mehr Unfug zu veranstalten, also mehr zu vertragen und wilder, krasser, hemmungsloser drauf zu sein als man selber früher. Denn das widerspricht den ehernen Gesetzen des Generationendünkels, wonach die jeweils Nachkommenden Würstchen sind, ahnungslos, bedauernswert und den wirklich wilden Zeiten (den eigenen) hoffnungslos hinterher.

Man sollte sich das vielleicht in Erinnerung rufen, bevor man nachts in der S-Bahn eine Clique angetrunkener Sechzehnjähriger bittet, ihre Zigaretten auszumachen. Das gibt dann gleich einen ganz anderen Ton, wenn man ihnen statt dessen zum Beispiel vorwirft, daß sie Filterzigaretten rauchen. »Als wir in euerm Alter waren, haben wir grundsätzlich OHNE Filter geraucht. Traut ihr euch wohl nicht? Ist euch zu stark, ihr Luschen?«

Das wären die Sätze, die dann fallen müssen: ihnen vorwerfen, daß sie nichts vertragen. Waschlappen seien. Zuckrige Mixgetränke nötig hätten, wie Mädchen beim

Tanzstundenball. Man sollte herzlich ihre Frisuren aus-
lachen und ihnen deutlich machen, daß jeder Opa in
der Bahn hier härtere Hauereien hinter sich habe. Und
daß jede zweite Oma sie unter den Tisch trinken würde
mit ihren Likörchen. In konkreten Situationen der Be-
drohung sind alle Statistiken zwar hinfällig. Wenn jemand vor einem die Fäuste schwingt, gibt es kein Früher
mehr, sondern nur noch Präsens und Präsenz, deshalb
kommt einem das ja auch so vor, als nähmen die Ag-
gressionen immer nur zu und niemals ab. Trotzdem
verlangt im Grunde schon das Ältersein von einem,
daß man sich zusammennimmt und die Rolle spielt,
die einem als Erwachsener da zukommt, nämlich den
Burschen eins hinter die Löffel zu geben. Die demogra-
phische Entwicklung, die schiere Überzahl der Alten,
muß sich doch auch einmal zu irgend etwas nutzen
lassen.

Überhaupt gibt es in der Frage, welchem Alter das öffentliche Betrunkensein zukommt und welchem nicht,
ganz unterschiedliche Antworten. So erklärte vor eini-
ger Zeit ausgerechnet der Düsseldorfer Punkrock-Sänger Campino, er sei mit 47 Jahren jetzt in einem Alter,
»in dem man nicht mehr betrunken auf der Straße gesehen werden möchte«. Demgegenüber wollte der grie-
chische Philosoph Platon die Trunkenheit überhaupt erst
ab vierzig gestatten. (Platons Plan: Bis achtzehn gar nicht.

Unter dreißig nur in Maßen. Ab den Vierzigern aber: Feuer frei!)

Es sieht ganz so aus, als sei das mit dem Trinken in jedem Lebensalter so seine eigene Sache. Fast bei jedem gibt es irgendwann im Kindesalter den Moment, in dem das Mysterium der Erwachsenen ergründet wird. Die ersten Tropfen werden gekostet – und das tiefe Unverständnis setzt ein darüber, warum um derart unangenehm Schmeckendes so ein Theater gemacht wird. Die einen unternehmen Erkundungsgänge im väterlichen Keller. Andere sind so artig, den Eltern bei einer Weinprobe im Urlaub umsichtig die Gläser abzunehmen und vor dem Wegstellen die Reste zu leeren. Es gibt viele Wege zum ersten Rausch; man muß ihn nicht suchen, er findet einen gewöhnlich von selbst.

Es kommt dann das »Trinken, obwohl es nicht schmeckt«, das »Trinken zum Erwachsenwerden«, das Trinken als Bestandteil der sogenannten *rites de passage*, institutionalisiert in den ersten von den Eltern genehmigten Gläschen zur Feier der Konfirmation oder der Jugendweihe – wobei nicht wenige Vierzehnjährige ihre Verwandtschaft bei solchen Feiern bereits durch beträchtliche Trinkfestigkeit beeindrucken können.

Bei meiner eigenen Konfirmation war mir allerdings ein wenig schlecht. Es ist nicht meine Schuld, daß Konfirmationsgottesdienste ausgerechnet am Sonntagmorgen stattfinden, am Tag nach dem Tag, an dem der

Mensch, gerade der junge, gern ausgeht und über die Stränge schlägt. So kniete ich da mit meinen noch recht zittrigen Beinen, und der Pfarrer legte seine kühle Hand auf mein Haupt und sprach ganze Ewigkeiten lang seinen Sermon, währenddessen mein Blick an seinem behaarten Unterarm entlang in die Tiefen seines weiten Soutanenärmels zu gleiten verdammt war, bis mir schwarz vor Augen wurde. Als mir hinterher beim Abendmahl der Kelch mit dem Wein unter die Nase gehalten wurde, war das leider der Moment, in dem ich der Kirche wahrscheinlich für immer entglitt.

Es war nicht nur der säuerliche Schweldampf warmen Weins am Morgen, der mich da fertigmachte. Es war der gesammelte Speichel derer, die vor mir an der Reihe waren, und daß der Pfarrer bei jedem den Kelch ein Stückchen drehte, machte es nicht besser; umso deutlicher sah man den Sabber der anderen am Rand herunterfließen. Ich bin bis heute der Überzeugung, daß die Kirchen weniger Mitgliederschwund hätten, wenn der Wein besser wäre – und jeder seinen eigenen Kelch bekäme.

Was das gemeinschaftsbildende Erlebnis betrifft, ist das jugendliche Experimental- und Wirkungstrinken aber auch nicht ohne: In jener Phase meines Lebens kannte ich Leute, die ihr Bier in »Trommeln« trinken gingen. Das heißt: Sie bestellten beim Kellner so viele Gläser wie auf sein rundes Tablett, fachsprachlich: »Trommel«, paßten. Das waren etwa 24 Gläser. Und die tranken sie nacheinander aus. Das berechtigte Kalkül bestand darin, daß sie sonst nach dem zehnten vom Wirt womöglich keins mehr bekommen hätten; und was man hat, das hat man.

Die Kneipen hatten trübsinnige Namen, Neonröhren plärrten ihr Licht von den Decken, und auf den Kunststofftischplatten schwamm ein Bierfilm, den der Wirt beim Servieren manchmal mit dem Unterarm herunterwischte, dann machte es Klatsch, und weiter ging es. Dumpf war die Atmosphäre solcher Tränken, bitter war das Bier, und unerbittlich war die Schlucknorm. Daran muß immer mal wieder erinnert werden, in einer Welt, in der Jugendliche mit sensibel in die Stirn gekämmten Caspar-David-Friedrich-Frisuren ungestraft am »Beck's Gold« nuckeln dürfen oder wie auch immer diese ins Damenhafte umgestylten Jugendbiere heute sonst noch heißen mögen. Ungestraft jedenfalls von maskulinistischen Mittrinkern, die einem früher dafür die Hölle heiß gemacht hätten.

Früher, scheint mir ernsthaft, waren die Riten rauher. Ich sehe noch den Skinhead, der wüst mit seinesgleichen zechte. Es ging darum, den Kopf des »Langhaarigen« draußen mit aufgesperrtem Mund auf den Kantstein zu drapieren; und es ging darum, dann von oben mit dem Nagelstiefel draufzustampfen, eine damals recht beliebte Übung bei solchen Leuten. Es stand nur nicht immer am anderen Tag gleich in der Zeitung.

»Wer hier wem aufs Maul haut, das bestimme ich ...«, beschied der Skinhead, den ich zum Glück kannte. Und dann tranken sie darum. Und sie hörten nicht auf damit, bis der andere sich in die Hosen machte, sabberte, brach und also rundum naß gemacht vom Schemel rutschte. Eklig war es.

Überhaupt war es viel, viel ekliger früher. Davon machen sich die, die heute über die Jugend klagen, keine Vorstellung mehr. Die Gestalten, die in ihren Ausscheidungen schlummerten – das kennt man heute gar nicht mehr. Früher dagegen ein geläufiges Bild bei rustikalen Feiern, und keineswegs immer ein Grund, sich zu schämen. Im Gegenteil: Oft wurde noch bis zur nächsten Kirmes stolz davon erzählt.

Gegenstand geselliger Runden waren Geschichten wie die des T., der mit Freunden zelten war und nach einem Gelage im Dorfkrug heimgetragen werden mußte; der später in der Nacht, als er sich erbrechen mußte, wenigstens noch die Geistesgegenwart besessen hatte, den Reißverschluß des Zeltes herunterzuziehen und sich nach draußen zu erleichtern, um – absehbarste aller Pointen – danach erst zu bemerken, daß er gar nicht im Zelt abgelegt worden war, sondern davor.

Geschichten wie diese wurden tausendfach erzählt, womöglich auch tausendfach erlebt. *Urban Myths* – nur daß sie eben auf dem Lande spielen.

Der Ekel über die Rohheiten der eigenen Jugend ist

es, was uns später beim Champagnertrinken den kleinen Finger abspreizen läßt. Vielleicht ist es ja doch nicht in jedem Falle so, daß solche Exzesse unmittelbar ins Verderben führen, vielleicht verhelfen sie in manchen Fällen eher zur Läuterung. Und, wer weiß, vielleicht sind es gar nicht einmal so wenige.

Viele unternehmen Interrail-Touren in diesem Alter und wissen fortan, wo sie sich wohlfühlen und wo nicht. Warum sollte das mit den Interrail-Touren an die Grenzen des Erträglichen anders sein? Damit unterwegs keiner verlorengeht, ist es ratsam, sich in großen Gruppen auf den Weg zu machen. Es gibt Stimmen, die fordern einen Alkoholunterricht an den Schulen. (So neulich etwa ein Berliner Suchtexperte mit dem Namen Johannes Lindenmeyer.) Es gibt sogar Väter, die ihre Söhne beim ersten Vollrausch betreuend begleiten, um hinterher Folgerichtigkeit und Sinn des Katers zu erklären. (So ebenfalls dieser Lindenmeyer; hat er zumindest im Radio so erzählt.)

Von hier an beginnt jedenfalls eine lange Phase, die man als »Trinken, um dazuzugehören« bezeichnen müßte und in der das »Trinken, obwohl es eigentlich noch gar nicht schmeckt« konsequenterweise erst einmal in das »Trinken, um betrunken zu sein« mündet. Wenn man es nüchtern betrachtet, ist das gerade für Jugendliche eigentlich ein sehr angemessenes und geradezu vernünftiges Trinkverhalten: Wenn es ohnehin weniger um Geschmack und Qualität geht als um die Wirkung, sind auch die Alkoholika absolut hinreichend, die man vom Taschengeld bezahlen kann. Es ist selten, daß Siebzehnjährige schon ihre Erfüllung darin finden, gelegentlich mit Kennermiene eine Flasche Château Figeac zu dekantieren.

Aber es ist nicht so ganz ausgeschlossen, daß einer, dem es mit zwanzig noch vor allem darum geht, sich restlos vollaufen zu lassen, der möglichst schnell bedröhnt sein und möglichst kostengünstig seinen Vollrausch haben will – daß so einer im weiteren Verlauf seines Lebens zum sensiblen Genußtrinker zurechtwächst, der mit dem Weinhändler seines Vertrauens kenntnisreich über Aromen, Bouquets und Abgänge zu plaudern versteht. In dieser Epoche der jeweiligen Trinkgeschichte ist das gesellschaftliche Ansehen dann plötzlich am höchsten. Problematisch wird es erst wieder, wenn nach dem »Geselligkeitstrinken« und dem »Genußtrinken« das »einsame Trinken« einsetzt, das »heimliche Trinken«, das »Trinken, um zu vergessen«: das »traurige Trinken der Alten«.

Vielleicht, wer weiß, müßte das gar nicht so traurig sein, wenn es eben nicht so heimlich stattfinden müßte. Wenn nicht sogar Punkrock-Sänger der Meinung wären, öffentliche Trunkenheit schicke sich ab einem bestimmten Alter nicht mehr. Aber das ist nur eine Vermutung.

Was damit nur angedeutet werden soll: Selbst für die sehr schlimme Jugend von heute gibt es Hoffnung. Wenn man es denn eine Hoffnung nennen will, daß aus den Komasäufern von heute höchstwahrscheinlich die ganz normalen Leute von morgen werden – und die verbitterten Rentner von übermorgen.

# VI. Kann die Philosophie das Trinken rechtfertigen?

✦

*Ich trinke, also bin ich · Ein Philosoph will sich den
Wein nicht nehmen lassen · »Binge Drinking« ·
Gute Tropfen, böser Hopfen? · »Gin Lane« und »Beer
Street« · Platons Symposion und Kampftrinken am
Stammtisch · In vino civilitas*

Trinken ist also nicht gleich Trinken. Es gibt offenbar so etwas wie gutes Trinken und böses, richtiges und falsches. Jedenfalls in der öffentlichen Wahrnehmung. Einer, der sich die Mühe gemacht hat, diese Unterscheidung ganz genau herauszuarbeiten, ist der englische Philosophieprofessor Roger Scruton. Scruton ist der Autor des Buches »I drink, therefore I am«, welches, wie der Titel ahnen läßt, sehr gelehrt und ein bißchen eitel ist. Immerhin setzt es mit der Erkenntnis ein, daß das Trinken zwar das Leben verkürzen mag, ein langes Leben unter Leuten, die nie die zivilisierenden Segnungen des Alkoholgenusses kennengelernt haben, also ein Leben unter lauter steinalten, verbitterten Abstinenzlern aber auch gar nicht erstrebenswert sei.

Dieser Roger Scruton trinkt, wie er in seinem Buch ausführlich darlegt, sehr gern Wein. Um sein eigenes Trinken der Kritik zu entziehen, hat Scruton deshalb an anderer Stelle (nämlich im »Standpoint« vom Juni 2009, »In vino veritas – I'll drink to that) eine bezeichnende Unterscheidung definiert zwischen »virtuous drinking« und »vicious drinking«, dem tugendhaften Trinken und dem verderblichem – oder auch dem reifen Trinken und dem unreifen. Denn der Philosoph möchte sein gepflegtes Weinkennertum nicht in einen Topf geschmissen sehen mit dem, was Wochenende für Wochenende in den Pubs passiert, vor den Pubs weitergeht und in den Straßengräben endet, dem sogenannten »binge drinking«, der alten Geißel Englands: dem massenhaften und gezielten Wegsaufen des Bewußtseins.

Auffällig ist, daß diese Unterscheidung zwischen richtigem und falschem, zwischen kultiviertem und vulgärem Trinken in England schon eine alte Tradition hat – und daß es dabei immer die einheimischen Trinkgewohnheiten sind, die verurteilt werden. Immerhin hatte schon der englische Maler William Hogarth Gut und Böse in zwei berühmten moralisierenden Graphiken gegenübergestellt. Beide Blätter zeigen Straßenszenen. Die eine heißt »Beer Street«, die andere »Gin Lane«. In der »Gin Lane« geht es drunter und drüber, überall Verwahrlosung, Säuferwahnsinn, nackte Gewalt und, als besonders schockierendes Detail, sieht man im Vordergrund eine stockbetrunkene Mutter, die teilnahmslos ihr hilfloses Baby von einer Brüstung in die Tiefe stürzen läßt. In der »Beer Street« währenddessen: aufgeräumteste

Stimmung, gesellige Gesichter, geputzte Häuser, ein Prosit der Gemütlichkeit. Wenn alle Bier tränken statt Gin, dann wäre die Welt eine bessere. So jedenfalls Hogarth.

Aber das war im Jahr 1751.

Die Zeiten, in denen der Gin als Volksdroge galt und das Biertrinken als kultivierte Alternative empfohlen wurde, sind merklich vorbei. Heute sind es die britischen Biertrinker, denen Roger Scruton seine französischen, italienischen und spanischen Rotweine entgegenhält. Wenn er mit ein paar anderen klugen Leuten abends eine Flasche davon aufmacht, dann erinnert ihn das, schon weil er von Beruf Philosoph ist, natürlich sofort an das berühmte Gastmahl des Platon, das sogenannte Symposion. Daß das Philosophieren im antiken Griechenland dieser einflußreichen Schrift zufolge mit dem Herumreichen von Getränken verbunden war, die die Gehirne und die Zungen lockern sollten, das dient allerdings bis heute auch jedem ordinären Kneipenstammtisch als Legitimation. Und wenn man genau nachliest, geht es auch bei Platon schon gelegentlich darum, daß der eine oder andere zuviel hat, nicht mehr kann, aber weitertrinken muß. Denn – ja, auch für die Tradition des Wettsaufens unter Männern finden sich hier Referenzen, es ist gewissermaßen Kampfsaufen mit dem Zwang, dazu noch gescheit daherzureden.

Aber wer Platon sagt, sagt meistens auch Aristoteles – und kommt so zu dessen Theorie der Mäßigung.

Was Aristoteles über den Ärger gesagt hat, nämlich daß er nichts prinzipiell Schlechtes sei, man müsse ihn nur im Griff haben und das Maß halten können, das wendet Scruton nun auf das Trinken an. Das Maßhalten beim Trinken lerne man durch die Praxis. Offenbar also durch *trial and error*. Das jugendliche Über-das-Maß-Hinaus-schießen wäre hiermit also sogar auch noch in Ordnung. Aber worum es Scruton geht, das ist natürlich die kultivierte Herrenrunde, die es genießt und angeregt zu reflektieren versteht, wie der Wein in sie fährt und dort sein Werk verrichtet.

Das Wirken des Weines bewußt genießen zu können, das, so Scruton, unterscheide letztlich den Menschen vom Tier, das nicht dezent angeheitert sein kann, sondern nur schlagartig besoffen. Man weiß allerdings nicht recht, ob der Philosoph damit nicht auch seine Bier und Schnaps trinkenden Mitmenschen meint. Scruton ist schon ein sehr ausschließlicher Apologet des Weins, aber er gibt ein ganz gutes Stichwort, wenn er den Wein als ein »Vehikel der Zivilisation« herausstellt. Scruton glaubt, daß gerade im Wein eine Erinnerung an den Akt der Seßhaftwerdung, an den Akt der Zivilisation eingeschrieben ist.

Fermentiert und haltbar gemacht, verleihe er dem Ort und den Dingen, die dort wachsen, ein Gedächtnis. Das ist ungefähr das, was gemeint ist, wenn von »terroir« die Rede ist, wenn geographische Bezeichnungen wie Burgund, Bordeaux oder Mosel einen Geschmack beschreiben, den Geschmack eines Ortes, den Geschmack einer ganzen Kultur. (Mal ganz davon abgesehen, daß jedes Weintrinken automatisch das Gedächtnis anheizt und für die eigene Geschichte und Biographiebildung sensibilisiert: Man spricht vom Ausnahmejahrgang 2005, oder man schmeckt die im Wein konservierte Hitze des nicht enden wollenden Sommers 2003 – und man fragt sich beim Trinken natürlich immer, was habe ich eigentlich in jenem Sommer getrieben, was hat diese Hitze mit mir gemacht, wie bin ich seitdem gereift?)

In größeren Dimensionen gedacht feiere man im Wein dadurch immer auch den Akt der Ansiedlung, den Bau der Stadt, die Zivilisation. Trinken, so verstanden, heißt also, über die Jahrhunderte hinweg Kontakt aufzunehmen mit den Menschen, die einst ihre Wurzeln hier schlugen. Zusammensitzen und trinken und im Frieden mit den Vorfahren sein, so schließt der Philosoph, das sei in Zeiten von Internet, Ortlosigkeit, Aufregung und Hektik ein hohes und erstrebenswertes Ziel.

»Binge drinking« hingegen, das Wirkungssaufen freitags abends im Pub, sei gewissermaßen das genaue Gegenteil davon: nicht das gesellige Feiern des Ortes, letztlich der Stadt, des Gemeinwesens, der Zivilisation – sondern grölend vorzivilisatorisches, urmenschenhaftes Jägerhordendasein, in dumpfen Reflexen gegen die Mitmenschen, die Stadt und ihre Einrichtungen gerichtet und ende daher so häufig in Akten der Gewalt und des Vandalismus.

Ich weiß nicht, ob das nicht ein bißchen einseitig ist und ob ein passionierter Biertrinker nicht eine etwas andere Version der Geschichte präsentieren würde.

Aber es führt uns zu einem interessanten Punkt: den Anfang.

# VII. Beruht die menschliche Zivilisation auf – Drinks?

✦

*Menschwerdung durch Biergenuß · Gilgamesch und die Evolutionsbiologie · Warum Ackerbau? · Brot oder Bier? · Beides das gleiche? · Die Entdeckung des Rauschs · Transzendenz und Hunger · Die Geschichte von Kain und Abel · Und was vermutlich dahintersteckt*

Heute wird oft gesagt, daß übermäßiges Biertrinken den Menschen zum Tier macht. In den Mythen der frühen Hochkulturen war das andersherum. Da wird Enkidu durch den Genuß von sieben Krügen Bier erst vom ziellos herumstromernden Tierwesen zum Menschen: Er trank sieben Krüge Bier; da wurde sein Gemüt frei, er sang, sein Herz jubelte, sein Antlitz erstrahlte; er rasierte sich das Fell vom Leib, rieb sich mit Öl ein – und ward ein Mensch.

Soweit das assyrische Gilgamesch-Epos aus der Zeit um 3000 v. Chr.

Rund fünf Jahrtausende später veröffentlichte der deutsche Evolutionsbiologe Josef Reichholf das Buch »Warum die Menschen seßhaft wurden« – und sagte ungefähr dasselbe, nur wissenschaftlicher.

Reichholf behauptete, den wahren Grund zu kennen, der die Menschen damals bewogen hat, ihr ungebundenes Dasein als Jäger und Sammler aufzugeben und sich dauerhaft niederzulassen. Dieser Grund war demnach das Trinken.

Bisher hieß es immer, der Grund sei das Essen gewesen. Bisher hieß es, die nahrungsmitteltechnische Neuerung des Ackerbaus habe die Menschen zum Bleiben bewogen. Reichholf stellt es nun so dar, als hätte vielmehr der Rausch die Umherstreifenden zum Halten gebracht. Seinem Szenario zufolge sind – sehr, sehr kurz zusammengefaßt – die Menschen durch einen Zufall auf den Alkohol gestoßen, auf vergorene Früchte und Körner, und fanden das Erlebnis wiederholenswert. Sei es, weil sie ein geheimnisvolles göttliches Wirken darin erkannten, sei es, weil sie einfach auf den Geschmack gekommen waren.

Wir waren leider alle nicht dabei, aber mir persönlich erscheint das plausibel. Ich glaube, wen der Hunger treibt, der zieht eher weiter, dem Wild hinterher, als an beutearmer Stelle mit Geduld und Zuversicht darauf zu warten, daß ein paar Jahre oder Jahrzehnte später diese neuartige und anstrengende Sache, der »Ackerbau«, soweit sein würde, daß es für ein paar Brötchen reicht. Ich glaube nicht, daß es damals schon Vegetarier gab, die freiwillig das Fleisch ziehen ließen, um auf das Wachsen der Beilagen zu warten. Ich weiß aber: Ein sehr starker Grund, irgendwo zu bleiben, ist die Aussicht auf den nächsten Drink. Der Mensch benimmt sich heute noch so. Und wenn der Mensch sich seltsam benimmt, sind meistens die sogenannten Urinstinke im Spiel.

Reichholfs These ist natürlich mehr als umstritten. Sie muß auch umstritten sein, schon weil sie der Geschichte der menschlichen Zivilisation einen so gänzlich unpuritanischen, scheinbar frivolen Kern verleiht: Nicht die Sorge um die Ernährung der Familie hat den Menschen dazu gebracht, vom wilden Jäger zum biederen Ackerbauern zu werden, sondern etwas noch Wilderes und Erregenderes als die Jagd und die Ungebundenheit: der Rausch.

Was nämlich gern einmal vergessen wird, wenn die Geschichte der Menschheit dahingehend interpretiert wird, daß an ihrem Ende der Lebensmitteldiscounter steht, das ist das Bedürfnis nach Transzendenz. Nach dem Aussichherausgehen. Dem Ichbindannmalwegsein. Und ein schon wegen seiner Dialektik besonders triftiger Weg, aus sich herauszugehen und anschließend für eine Weile weg zu sein, war immer schon der, gewisse Dinge zu sich zu nehmen, sich unter ihren Einfluß zu stellen.

Ein einziges Raus und Rein zwischen Substanzen, Körper und Geist. Ein Chaos. Die Dinge der Welt waren noch nicht geschieden und nach dem deutschen Betäubungsmittelgesetz klassifiziert. Selbst das Kauen mußte nicht nur dem Zerkleinern der Nahrung dienen. Hefepilze gibt es praktisch überall, zur Not hilft aber auch der Speichel der Gärung auf die Sprünge. Das wissen die Indianer am Amazonas, die eine Schale mit Mais herumgehen lassen, in die jeder hineinspuckt, damit Bier daraus entstehe. Das scheinen aber auch Kinder schon zu ahnen, wenn sie nicht aufhören wollen, auf ihrem Brotkanten zu ruminieren. Irgendwann wird es süß. Und wenn sie dann noch sehr, sehr lange weiterkauen würden – dann hätten sie theoretisch irgendwann einen sitzen.

Im Anfang war das Wort, und ob dieses Wort nun Brot oder Bier lautete: Diese Frage erübrigt sich beinahe von selbst, wenn man bedenkt, daß das beides in vielen Kulturkreisen tatsächlich als Synonym verstanden wurde. In Bayern, wie man weiß, bis heute.

Man wird sich das Bier der Assyrer, Sumerer und Ägypter nicht nach dem deutschen Reinheitsgebot gebraut vorstellen dürfen; man wird es sich überhaupt nicht wie das vorstellen dürfen, was wir unter Bier zu verstehen gelernt haben (– und das ist, wenn man weit gereist ist, schon eine ganze Menge). Sondern es wird sich um einen flüssigen Nahrungsbrei gehandelt haben, mit dem sich sowohl Durst als auch Hunger stillen ließen – und mit einem Alkoholanteil, der nicht nur leicht beflügelnd wirkte, sondern die nutritiven Bestandteile überhaupt erst haltbar machte. Ein wahrer Wundertrank mit anderen Worten. Ein Allroundnahrungsmittel. Es ist kein Wunder, daß seine Herstellung in den mesopotamischen Hochkulturen manufakturmäßig betrieben wurde.

Die Sumerer sollen mehr als ein Drittel ihrer Getreideproduktion dafür verwendet haben und benutzten es auch als Zahlungsmittel und Lohnbestandteil: Tempelarbeiter erhielten täglich einen Liter, Oberpriester fünf.

Alkohol als Konservierungsmittel, Bier als gesündere Alternative zum leicht verderblichen Wasser, Spirituosen als Arznei – das war bis ins 19. Jahrhundert hinein so, und das ist sozusagen der unschuldige Strang seiner Geschichte.

Interessanter ist es aber natürlich als Rauschmittel. Mir jedenfalls gefällt der Gedanke, daß es der beflügelnde Alkoholrausch gewesen sein soll, der den Mensch dazu brachte, seßhaft zu werden und die Freiheit einzutauschen gegen die Mühsal von Ackerbau, Hausbau, Nachbarschaft, Sklaverei, Strafgesetzgebung, Sonntagsspaziergängen und all dem. Dieser Gedanke ist vor allem deswegen so reizend, weil er so etwas Tragisches und Zirkelschlüssiges hat: Trinken, um die Härten eines seßhaften Daseins zu ertragen, welches man auf sich genommen hat, um trinken zu können …

Es ist die Geburt des entschlossenen Einerseits-Andererseits; es ist der Dialekt der Dialektik, der da zu einem zu sprechen beginnt. Feldarbeit ist Fronarbeit, Jagen ein Privileg. Das gilt im Kern bis heute, und das ist so, seit die Pforten des Paradieses geschlossen wurden. Die Geschichte von Kain und Abel aus dem Alten Testament sagt dazu alles. Der Feldarbeiter Kain hat nicht nur die mühsamere Arbeit als sein Bruder Abel, der mit den Tieren durch die Gegend zieht. Es ist dann auch noch so, daß seine mühevollere Arbeit weniger wertgeschätzt wird. Gott Jahwe, offensichtlich auch kein Vegetarier, bevorzugt Fleisch als Opfergabe.

Der Wutanfall des Kain ist insofern schon menschlich nachvollziehbar, entwicklungsgeschichtlich ist er von sogar größter Bedeutung. Die Auseinandersetzungen zwischen den Menschen, die in den biblischen Erzählungen ihren Ausdruck fanden, müssen brutal und existentiell gewesen sein: der Kampf zwischen Ackerbau und Viehzucht, Nomadenleben und Seßhaftigkeit. Beides verträgt sich naturgemäß schlecht. Reichholf gibt zu bedenken, daß Menschengruppen, die sich vom Jagen und Sammeln ernähren, pro Kopf hundertmal mehr Fläche in Anspruch nehmen als Ackerbauern, um satt zu werden. Es ist das Wachstum der Menschheit, um das es hier geht. Die Möglichkeit, überhaupt nebeneinander zu leben, ohne sich dauernd in die Quere zu kommen.

Was also, wenn die zivilisierende Kraft, die den Arbeitsalltag in die Welt gebracht hat, gewissermaßen nichts anderes gewesen wäre als die Aussicht auf einen arbeitsfreien Sonntag – und ein schönes Glas von irgend etwas Gutem?

# VIII. Wer oder was war Dionysos –
## und was ist aus ihm nur geworden?

✧

*Die Bibel als Trinkfibel · Die Antike als Weinratgeber ·
Ärzte und Alkohol · Das Wohl und das Wehe ·
Die Entdeckung des Alkoholismus · Und die Ahnung der
Griechen · Das doppelte Verwandlungswunder · Trinken
als Gottesdienst · Nippen am Blute Christi*

Das Großartige am Altertum ist, daß nahezu jede Erfahrung, die heute ein Mensch macht und aufgeregt als
Neuigkeit in sein Blog schreibt, damals schon behandelt
wurde, und zwar im Zweifel besser.

Das betrifft neben allem Zwischenmenschlichen vor
allem die Vor- und Nachteile des Trinkens. Für die Erkenntnis, daß es des Guten auch schnell einmal zuviel
sein kann und daß es dann unangenehm, unappetitlich
oder sogar richtig übel wird, dazu braucht im Grunde
kein Mensch Aufklärungskampagnen der Bundesregierung. Eine Bibel reicht schon. Die Heilige Schrift und
die griechisch-römische Antike sind teilweise regelrechte Trinkfibeln. Sie borgen sich ständig ihre Meta-
phern beim Wein und geben umgekehrt nützliche Hin-
weise zum Umgang mit Betrunkenen. Daß es immer
der Wein ist, der als Beispiel dient, liegt daran, daß in
Palästina wie in Griechenland eben Weinbau betrieben

wurde. Es gibt, ganz einfach aus klimatischen und geographischen Gründen, Weinregionen und Bierregionen. Wenn in den Gegenden, aus denen die Schriften stammen, auf denen unsere Kultur beruht, damals Bier das wichtigere Getränk gewesen wäre, sähe Roger Scruton heute alt aus.

Allein die Episode mit dem trunkenen Noah spricht Bände: Noahs Sohn Ham sieht, daß der Vater sich beim Ausschlafen des Rausches versehentlich entblößt, und er hat nichts Besseres zu tun, als das sofort aufgeregt herumzuerzählen – was den Alten in seinem Kater am nächsten Tag begreiflicherweise dazu bringt, den Sohn zu verfluchen. Nicht der Betrunkene wird getadelt, sondern der, der sich über ihn lustig macht.

Ansonsten wird der Wein immer wieder als anregend und bekömmlich gelobt, gleichzeitig wird vor dem Übermaß gewarnt und vor dem Fehlverhalten, das daraus resultiert: das schlechte Benehmen und die Pflichtvergessenheit.

Ähnlich sehen es die Griechen. Platon sagt deswegen: Gar nichts trinken sollten Sklaven, Archonten im Jahr ihrer Amtsführung, Steuerbeamte, Richter (jedenfalls im Gericht) sowie Mann und Frau, wenn sie beabsichtigen, Kinder zu zeugen. Aristoteles fügt hinzu, nicht gut sei Wein auch für Säuglinge. Und Homer mahnt, den Wein jedenfalls vorsichtig zu genießen, weil seine belebende Wirkung sonst in ihr Gegenteil umschlagen könne, und läßt zum Beweis, in der Odyssee, einen volltrunkenen Soldaten vom Dach der Kirke stürzen.

Aber so ganz zuverlässig sind die antiken Autoren mit dem Maßhalten wiederum nicht: Dauernd werden auch massive Besäufnisse besungen. Staunend beschreiben die Alten die Folgeerscheinungen, die Sprachstörungen, das Torkeln und die Komplettaussetzer. Und wenn ein Philosoph wie Aristoteles über den Kater am Morgen danach schreibt, daß ihm die Schmerzen wie »eine Art Kochung und Entzündung in ihrem Endstadium« vorkämen, dann darf man allein aus diesen Symptomen schließen, daß das gelehrte Symposion am Abend davor auf nichts anderes hinausgelaufen sein kann als das, was die Mediziner heute einen Alkoholexzeß nennen.

Schön ist es zu sehen, daß die Ambivalenz im Umgang mit dem Alkohol praktisch genauso alt ist wie dieser selbst. Schon immer wird gleichzeitig vor den bösen Folgen des Zuviel gewarnt und gleichzeitig, oft sogar von den gleichen Leuten, das Loblied auf das nächste Glas und den Vollrausch gesungen. Dieses Geeiere hat selbst etwas Alkoholisiertes an sich. Der Alkoholdiskurs, könnte man sagen, torkelt von Anfang an ganz gehörig.

Gerade in medizinischer Hinsicht konnte es manchmal gar nicht genug sein: »Gebt starkes Getränk denen, die am Umkommen sind, und Wein den betrübten Seelen, daß sie trinken und ihres Elends vergessen und ihres Unglücks nicht mehr gedenken«, heißt es in den Sprüchen Salomons. Cäsar ließ seine Soldaten täglich einen Liter Wein trinken, gegen ansteckende Krankheiten. Sogar der persische Arzt Avicenna empfahl noch um die Jahrtausendwende täglichen Weingenuß und ein bis zwei Vollräusche im Monat.

Das würde heute wahrscheinlich kein Arzt mehr so sagen. Jedenfalls nicht öffentlich. Unter der Hand (und erst recht beim Bier) erzählen viele von ihnen allerdings auch heute noch ganz Erstaunliches darüber, was aus Sicht der Medizin alles für den Alkohol spricht. Aber jeder, der sich nicht von einer empörungswütigen, zu jeder Differenzierung zutiefst unfähigen Öffentlichkeit als verantwortungsloser Verharmloser hingestellt sehen will, wird sich hüten, die heilsamen Wirkungen mit den krebserregenden zu verrechnen oder die sozialen Vorzüge mit dem Elend der Alkoholiker.

Außer es rutscht ihnen aus Professionalität heraus wie in dieser Ratgebersendung im Radio, in der es um Depressionen ging. Ein Arzt empfahl da Bewegung. Der Moderator sagte, viele Betroffene griffen stattdessen zur Flasche. Darauf der Arzt, ganz ernst: Das sei natürlich auch ein sehr probates Mittel gegen Depressionen, da würde er nicht abraten. Man müsse nur aufpassen – wegen der Suchtgefahr.

An dieser Stelle kurz ein Wort zu den sogenannten medizinischen Studien über Alkohol: Es steht praktisch jede Woche eine neue in der Zeitung. Mal ist ein mäßiges Trinken gut für die Haut, das Abnehmen, ein längeres Leben. Mal ist es andersherum. Meiner Beobachtung nach betonen britische und französische Studien eher die gesundheitsfördernden Aspekte, während nach amerikanischen und skandinavischen Untersuchungen meistens schon geringe Mengen ungeahnt schädlich seien. Ausschlaggebend ist vermutlich das jeweilige Interesse der Forscher: Sind es Abstinenzler oder Leute, die ihren eigenen Alkoholkonsum verteidigen wollen? Die Wissenschaftler haben den Alkohol immer nur verschieden interpretiert; es kommt aber darauf an, daß alles das gleichzeitig in ihm steckt.

Daß der Alkoholismus nicht einfach nur eine schlechte Angewohnheit ist, der mit gutem Willen und Gottesfurcht schon beizukommen wäre, sondern eine Suchtkrankheit, die ihre Opfer auch mit körperlichen Qualen in ihren Fesseln hält: Das hat zuerst der schottische Arzt Thomas Trotter beschrieben – und das ist gerade einmal zweihundert Jahre her. Aber die Griechen scheinen auch das schon gewußt oder geahnt zu haben, und sie haben es geschafft, das alles in eine einzige geniale Denkfigur zu integrieren: den Gott Dionysos, den die Römer Bacchus nannten.

Die bekannteste Version der Geschichte ist die, daß der Vater des Dionysos Zeus war und seine Mutter die thebanische Königstochter Semele. Aber es gibt noch dermaßen viele andere Varianten, daß man davon ausgehen muß, es mit einer sehr alten Gottheit zu tun haben, mit einer, die schon lange vor den Griechen bekannt war. Entscheidender sind ohnehin die Phänomene, die die Menschen mit seiner Hilfe zu fassen versuchten. Entscheidender ist das, was Dionysos tut: Er verwandelt. Erst Wasser in Wein. Dann Trinkende in Betrunkene.

Dieses zweifache Wirken des Dionysos, diese hinreißende Parallelschaltung von zwei mirakulösen Vorgängen, ist eine der rührendsten und poetischsten Ideen, die ich kenne.

Dionysos verlängert das Prinzip der Gärung sozusagen in den Trinkenden hinein, er ist die Hefe in uns, die belebende Kraft, die auch in den vielen medizinischen Anwendungen zum Ausdruck kommt. Und wenn man das Prinzip zum Dreischritt weiterdenkt, dann gilt das sogar noch für die Betrunkenen, die sich ja gern für die Hefe der Gesellschaft halten, müde Menschengruppen beleben, lärmend den Raum an sich reißen und in ihrem Frohsinn niederwalzen, was sich ihnen in den Weg stellt. Wir sprechen ja auch nicht ohne Grund von Enthusiasmus; das Wort »entheos« bedeutet ein Erfülltsein von Gott – und der Gott, der da gemeint war, ist eben Dionysos. Sie gaben ihm den Beinamen »der Löser«, weil er von der Erdenschwere befreite, von den Betrübnissen des Alltags und von den Hemmungen, aus sich herauszugehen. Manche gingen so weit aus sich heraus, daß sie nicht so schnell wieder heimfanden. Aber auch das war Teil des Programms: der »göttliche Wahnsinn«. Wenn schon die Urvölker die verschiedenen Stadien der Alkoholwirkung kannten, also alles zwischen Anregung, Euphorisierung, Vernebelung und Tod: Dann haben die Griechen mit ihren dionysischen Feiern eine Art Trainingslager daraus gemacht. Euripides beschreibt in den »Bakchen«, wie besonders die Frauen sich bei diesen sogenannten Dionysien in ekstatische Seelenzustände hineintanzen – und zwar als Vorgeschmack auf das Heil im Hades, wo ununterbrochene Symposien warten und ein einziger ewiger Rausch. Diese Art, sich das Paradies als Trinkflatrate vorzustellen, als Gelage ohne Kater und als Rausch ohne Reue, die begegnet einem sogar noch im Islam.

Der Koran stellt für das Jenseits jede Menge Wein in Aussicht, verbietet aber im Diesseits das Trinktraining. Da scheint mir der antike Weg, diese Gefilde sozusagen im irdischen Dasein schon mal zur Probe zu bewohnen, irgendwie menschenfreundlicher.

Hierzu einen kleinen Exkurs in die Gegenwart: Im Frühjahr 2009 war von einem 37 Jahre alten Mann zu lesen, der in Baden-Württemberg bei einer Geburtstagsfeier auf den Gedanken kam, daß es unterhaltsam sein könnte, eine nahegelegene Sprungschanze auf einer umgedrehten Bierbank herunterzurutschen. Leider hatte er am unteren Ende der Schanze ein stählernes Absperrseil nicht gesehen. Der Mann schnitt sich, wie in der Presse zu lesen stand, »das Gesicht ab« und starb vor den Augen seiner Freunde. Was mir von dieser Geschichte besonders in Erinnerung geblieben ist, ist etwas, was angeblich die Ehefrau des Mannes gesagt haben soll. Es war die Einsicht, wenigstens sei er volltrunken gestorben, bester Laune und in dem Bewußtsein, gerade eine sensationell lustige Idee gehabt zu haben.

Das klingt makaber, trifft aber vermutlich den Sachverhalt.

Damit zurück zu den dionysischen Trinkfesten der Antike, welche der Erfahrung, daß der Rausch von außen oft weniger schön aussieht als von innen, gewissermaßen damals schon den Rang eines klassischen Bildungsgutes verliehen haben: Berühmt sind die Beschreibungen der »rasenden Weiber«, der moralischen Enthemmung und des grausamen Wütens, die allerdings jedem vertraut vorkommen werden, der schon einmal nüchtern in ein Oktoberfestzelt geraten ist.

Das Laute, das Schreckliche, das Zerstörerische, das der Alkohol mit sich bringt, gehörte genauso zu Dionysos wie die fröhlichen und kultivierenden Aspekte, und wenn man liest, wie grausam und eifersüchtig er diejenigen in seinen Weinranken fesselt, foltert und zerfetzt, die sich ihm zu entziehen suchten: Dann wird der Name Dionysos zu einer mythologischen Vorwegnahme eines Leidens, das später Suchtkrankheit heißen wird.

Es sieht so aus, als sei all das auch deswegen in die Riten dionysischer Festlichkeiten eingekerkert worden, um im Alltag Platz für anderes zu lassen. Der Rausch bekam dadurch etwas Feiertägliches, Gehobenes, Religiöses. Es ist aber vielleicht kein Wunder, daß eine Kirche wie die christliche all das Dunkle, Gefährliche und Gewalttätige daran ausgespart hat, als sie die dionysischen Mysterien in sich aufnahm. Aus dem Bacchanal wurde das Abendmahl. Als, wie es in der Bibel heißt, der Geist zwar willig war, das Fleisch aber schwach im Garten zu Gethsemane, als die Jünger, die eigentlich wachen sollten, gegen den Schlaf nicht mehr ankonnten: Da wird das schon nicht nur an der späten Uhrzeit gelegen haben; es dürfte zuvor einfach zuviel von dem gewesen sein, was seit diesem Abend das Blut Christi heißt. Das Zentralmysterium der Kirche ist im Kern immer noch ein alkoholisches Ereignis, wobei das Mysteriöseste daran für viele Gläubige der Umstand ist, daß ihnen meistens Weißwein hingehalten wird.

Manche sagen, das liege daran, daß Weißwein weniger wuchtig ist, gerade auf nüchternen Magen am Sonntagmorgen; aber besonders überzeugend ist das nicht. Alkoholikern und Abstinenzlern ist die Farbe egal; und die Dosis, welche alle anderen davon zu trinken bekommen, wurde auf dem langen Weg vom dionysischen zum christlichen Ritus so verringert, daß man neben dem lieben Gott schon auch sehr stark an die Homöopathie glauben müßte, damit es etwas bringt. Vielleicht weil die sogenannte Transsubstantiation – die heilige Verwandlung von Wein in Blut – etwas ist, was man zwar wörtlich nehmen soll, dann aber nicht mehr gerade aussprechen kann. Protestanten, denen der Glaube an das Verwandlungswunder oft weniger gilt als der an die sittliche Kraft von Alkoholverboten, schrecken nicht einmal vor dem Einsatz von Traubensaft zurück. Vermutlich verhilft ihnen das ja zu einem ewigen Leben schon im Diesseits.

Erinnerungen an den antiken Brauch der Bacchanalien leben unter diesen Umständen aber allenfalls nach dem Gottesdienst auf – beim Frühschoppen. Wer Spiritualität im Wortsinn sucht und das Erlebnis echter Transzendenz, der geht heute lieber in die Kneipe als in die Kirche.

# IX. Dürfen Politiker betrunken sein?
## Oder sollten sie sogar?

＋↝＋

*Der Weingott als Feldherr · Alexander der Große ·*
*Der Triumph des Bacchus · Ausschweifung als*
*Friedenspolitik · Torkelnde Kurfürsten · »Weinbrand-*
*Willy« und die glücklichen Jahre der Bundesrepublik ·*
*Das Schmiermittel des Politikbetriebs ·*
*Die Fettleber als Berufsrisiko*

Dionysos hat den Wein in die Welt gebracht, dann die
Party – und schließlich auch den Ehekrach. Es ist eine
der ersten großen Eifersuchtsszenen der Weltliteratur.
Sie trägt den Titel »Hera macht ihrem Gemahl Zeus wegen seines Bastards Dionysos eifersüchtige Vorwürfe«
und stammt aus der Feder des römischen Satirikers
Lukian.

Hera sagt: »Ich würde mich schämen, wenn ich einen
solchen Sohn hätte, so weibisch und so wollüstig und der
Trunkenheit so ergeben, daß er gar nicht mehr nüchtern
wird, und das Haar mit einem weibermäßigen Kopf-
schmuck hochgebunden, unter den rasenden Dirnen,
mit denen er lebt...«

Zeus entgegnet: »Trotzdem hat dieser Weichling, der
so weibisch sein soll wie keins seiner Weiber, Lydien erobert, die Anwohner des Tmolos bezwungen und die

Thraker in seine Gewalt gebracht; ja, er ist mit diesem nämlichen Weiberheer in Indien eingedrungen, hat sich ihrer Elefanten bemächtigt, das Land eingenommen und den König, der ihm auf kurze Frist zu widerstehen sich erkühnte, gefangen davongeführt; und das alles hat er vollbracht singend und tanzend, mit keinen anderen Waffen als mit efeubekränzten Thyrsosstäben in der Hand, trunken, wie du sagst, und wie im Rausche ... Siehst du denn nicht, daß auch dies männliche Taten sind, deren sich sein Vater nicht zu schämen hätte ... zumal wenn man bedenkt, was er nüchtern sein müßte, da er betrunken schon so große Dinge tut.«

Im weiteren Verlauf des Dialogs geht es dann wieder darum, daß beim Trinken eben Maßhalten lernen müsse, wer ihm nicht zum Opfer fallen wolle.

Soweit Lukian in seinen »Göttergesprächen«.

Und soviel zum Weingott als Feldherr.

Daß Trinkfestigkeit als männlich gilt, obwohl sie gerade Männer über kurz oder lang in eher weibliche Formen überführt, das ist ein Paradox, mit dem sich heute vor allem Biertrinker auseinandersetzen müssen. Auch diese Erfahrung ist in der Figur des Dionysos bereits buchstäblich vorweggenommen. In der Bildenden Kunst wurde er meistens als weichfleischiger Jüngling gezeigt, oft mit sonderbar zerfließenden Formen, um zu suggerieren, daß auch der Betrachter beim Anblick des Gottes automatisch einen sitzen hat. Seine Entourage waren

84

rasende Mänaden, lüsterne Nymphen und geil auf ihren Bocksbeinen hinterdreinstolpernde Satyrn. Der Feldzug, der ihn und die Seinen als lärmende, androgyne Gay Parade bis nach Indien gebracht hat, erzählt die Legende eines geradezu spielerisch auftretenden Partylöwen als Feldherrn, der sich auf das ekstatische Einverständnis der Eroberten verlassen kann. Denn er macht seine Gegner schwach in den Knien, er straft sie mit Tiefschlaf und Gedächtnisverlust; aber den Mühseligen und Beladenen versüßt er den trüben Alltag.

Es sieht allerdings ganz so aus, als sei dieser Mythos zur Überhöhung eines ganz irdischen Feldzugs entstanden. Der historische Hintergrund waren wohl die Eroberungen Alexanders des Großen. Aber Alexander muß auch tatsächlich eine sehr ausgeprägte Affinität zum Geschäftsbereich des Dionysos gehabt haben. Man weiß von Trink-Wettkämpfen, die er veranstalten ließ, bei denen die Verlierer nicht überlebten. Die Gewinner letztlich auch nicht. Er selbst trank, heißt es, ebenfalls enorm viel, erschlug im Rausch wohl sogar seinen Lebensgefährten (behauptet jedenfalls Plinius in seiner »Historia Naturalis«) – und starb ebenfalls recht früh daran.

Aber in beidem war er schulbildend: als trinkender Politiker und als Politiker, der mit Dionysos, also dem Prinzip des Rauschs, Propaganda macht. Eine ganze Tradition von Politik als Glücksversprechen hat hier ihren Ursprung. Und spätestens die italienische Renaissance mußte einer antiken Gottheit wie Dionysos auch in dieser Funktion wieder in den Sattel helfen, als Botschafter sozusagen, meistens nun natürlich unter seinem römischen Namen Bacchus.

Von Raffael gibt es zum Beispiel einen Entwurf für einen »Triumph des Bacchus«, der dann von Benvenutu Tibi, genannt Garofalo, umgesetzt und ausgeschmückt wurde: Das Bild zeigt die Heimkehr aus Indien. Die Gesellschaft zieht auf exotischen Tieren am Betrachter vorbei. In der Bildmitte fällt gerade Silen, der Ziehvater des Bacchus, von seinem Löwen – ganz eindeutig, weil er zu betrunken ist. Das macht die Laune der anderen nur noch besser, bringt den Zug zum Stocken und löst die Siegesparade in eine einzige Orgie auf – eine frühe Formulierung von »Make love, not war!«

Bestellt worden war dieses Bild vom Herzog von Ferrara, und zwar exakt zu diesem Zweck: zum Lob des Pazifismus. Dem Herzog blieb allerdings auch wenig anderes übrig. Sein kleines Herrschaftsgebiet lag zwischen großen und aggressiven Machtblöcken, die sich dauernd mit Krieg bedrohten. Schon aus purem Überlebenstrieb propagierten sie in Ferrara daher die Freuden des friedlichen Beisammenseins. Sie setzten, da territorial bei so mächtigen Nachbarn nichts zu holen war, auf Prachtentfaltung im Inneren sowie auf die Kraft der Freundschaft und der Bündnisse. Viel geholfen hat es leider nicht. Zweihundert Jahre später war nicht einmal mehr genug

Geld da, um die letzten Reste der Gemäldesammlung halten zu können. Garofalos riesiger »Triumph des Bacchus« mußte verkauft werden.

Man darf allerdings sagen, er kam genau in die richtigen Hände.

Er kam wiederum in ein Land, das, eingekeilt zwischen zwei Mächten, die sich mit Krieg bedrohten, sein Heil in der Entfaltung von Pracht, Schönheit und Geselligkeit suchte und ansonsten auf die Hilfe reichlich bewirteter Bündnispartner hoffte. Der Bacchus kam dahin, wo einige Jahre zuvor von höchster Stelle eine Gesellschaft zur Bekämpfung der Nüchternheit gegründet worden war. Sie erinnern sich? Es war hier ganz am Anfang davon die Rede.

Der »Triumph des Bacchus« kam nach Dresden.

Friedrich August II., der Mann, der den »Triumph des Bacchus« kaufte, war der Ahne eines Geschlechts, das schon seit Generationen dermaßen notorisch dem Vollrausch verfallen war, daß wir das an dieser Stelle einmal ganz kurz resümieren müssen: die Genealogie eines Herrscherhauses, welches das Feiern mehr oder weniger zur Staatsräson gemacht hat.

Es wird jetzt ein paar Absätze oder sogar Seiten lang um sächsische Geschichte gehen. Wer der Meinung ist, daß ihn das nichts angehe, der kann von mir aus gleich zu den trinkenden Politikern der Bundesrepublik weiterblättern. Aber der erfährt dann auch nicht, wo diese weinselige Selbstgenügsamkeit herkommt. Ich muß das in einer gewissen Ausführlichkeit vor allem deshalb erzählen, um auf die Kontinuität eines politischen Prinzips hinzuweisen. Ich will ganz einfach, daß Bacchus am Ende triumphiert, auch wenn es in den Geschichtsbüchern manchmal nicht danach aussieht.

Ich versuche, es kurz zu machen: Der letzte Fürst aus dem Haus der Wettiner, der tatsächlich militärisch und politisch etwas zu Wege gebracht hatte, hieß Moritz und erstritt sich 1547 in der Schlacht von Mühlberg an der Seite Karls V. die Kurfürstenwürde. Über seinen Nachfolger August gibt es wenig zu sagen, außer daß er durch eifriges Wirtschaften das Land zum Krösus unter den deutschen Staaten gemacht hat und seine Sammlungen als Museum öffentlich zugänglich machte.

Aber schon nach ihm geht es zu wie bei den Buddenbrooks: Sein Sohn Christian I. (Regierungszeit 1586–91) galt zwar als begabt, aber ein bißchen mißraten, er stürzte sich in Spielschulden und vertrieb sich die Zeit mit der Jagd oder dem Trinken, manchmal auch mit beidem gleichzeitig. »Wenn er sturzbetrunken war, ließ er sich von seinen Kumpanen auf einen Berg tragen, oben dann aufs Pferd setzen, um anschließend in vollem Galopp den Abhang hinunterzujagen.« (So Thomas Nicklas in Frank Lothar Krolls »Die Herrscher Sachsens«, dem ich hier auch in allem Übrigen folge.) Auch als Erwachsener und selbst als Kurfürst blieb sich Christian in dieser Hinsicht treu. Zur Trunksucht kam nun noch die Spielsucht und ein ausgeprägtes Faible für Ritterturniere. Das Duell mit dem Alkohol verlor er; mit 31 Jahren erlag er seinen zerstörten inneren Organen.

Sein Sohn Christian II. wird als plump, rundlich und einfältig beschrieben. Er hat als Sohn eines Alkoholikers auch dessen Trunksucht geerbt, was seinem Geist zusätzlich zu schaffen macht. Alles Politische übernehmen vorsichtshalber die Räte. Christian II. macht deshalb das Feiern zum Inhalt seiner Herrschaft. Schon bald ist er in ganz Europa für seine Feste berühmt. Und für seine Trinkfreudigkeit. Er ist stolz darauf, bei einer längeren Reise nach Prag, es ging immerhin um eine politische Allianz mit Österreich, kaum eine Stunde nüchtern gewesen zu sein.

In dieser Zeit kam der Dresdner Hof auch in den Ruf, daß man dort als Gast zur Begrüßung beeindruckende Prunkpokale gezeigt bekommt und anschließend allerdings auch austrinken muß. Diplomatischen Begegnungen wurde so von vornherein viel an Steifigkeit genommen. Aber auch Christian II. wurde nicht sehr alt. Bei einem Ritterspiel im Juli 1611 verausgabte er sich. Der dicke Mann, die körperliche Anstrengung, die schwere Rüstung, die sengende Sonne: Christian II. taumelte vom Pferd, nahm, wie es in den Geschichtsbüchern heißt, einen großen Schluck kalten Bieres – und es traf ihn der Schlag. Da war er 28 Jahre alt und noch kinderlos.

Also folgte ihm sein Bruder Johann Georg I., der sich, wie sollte es anders sein, von seinem Vater und seinem Bruder nur wenig unterschied. Zeitgenössische Berichte nennen ihn den »Bierjörgen« und verspotten ihn als »derben Gewohnheitstrinker«. Ausländische Diplomaten klagen, daß es Abend für Abend »wieder ans sauffen gehet«, und sie verzweifeln darüber, daß »an diesem Hof schier mehr von Saufen und Fressen und Jagden als von anderen Sachen discurrirt wird«. Botschafter, Lobbyisten, Einschmeichler und professionelle Speichellekker mußten fürchten, ihrer Arbeit bei Hofe nicht mehr nachkommen zu können, wenn sie nicht trinkfest genug waren.

Auch Johann Georg II. galt noch im nachhinein »als viel zu genuß- und vergnügungssüchtig« (so jedenfalls der Historiker Theodor Flathe.) Aber zu seinen Schwächen gehörte immerhin auch schon die Musik. Selten wurden so viele Musiker geadelt. Hier beginnt nun etwas umzukippen: Aus dem Laster schält sich eine Tugend; das Land, das seit geraumer Zeit kaum noch militärische Heldentaten vorzuweisen hat, verlegt den Schwerpunkt seiner Politik allmählich auf die Repräsentation. Die wirtschaftliche und reichspolitische Macht, die das Kurfürstentum hatte, ließ sich auch so darstellen: durch Kultur, Feiern, Prunk und Pracht.

Johann Georg III., einer der Türkenbezwinger vor Wien, besaß die Höflichkeit, sich bei der Plünderung des türkischen Feldlagers vornehm herauszuhalten, weil er schließlich reich genug war, türkische Beutewaffen direkt am Bosporus zu bestellen und bei der Gelegenheit noch mit ein paar Goldornamenten extra verzieren zu lassen. Auf ärmere Nachbarn mochte das ein wenig arrogant gewirkt haben, aber generell mochten sie es in Dresden einfach lieber, wenn an den Waffen kein Blut klebte, sondern zum Beispiel Edelsteine. Dieser Johann Georg III. fügte den bisher am Dresdner Hof hochgehaltenen Leidenschaften, der Musik, dem Trunk, dem Spiel und der allgemeinen Verschwendung noch eine wichtige neue hinzu: die Frauen. Mit ihm zog das Mätressenwesen ein.

Für die erzürnten Hofprediger war das natürlich ein böser Skandal, für das Land war es wie eine List der Geschichte: Seinen Sohn, den vierten und letzten der sächsischen Johann Georgen, zwang es nämlich, seinen Thron nach nur zweieinhalb Jahren für einen Glanzvolleren freizumachen. Diese zweieinhalb Jahre hatte der Mann praktisch lückenlos damit zugebracht, sich wegen einer minderjährigen Gardeoffizierstochter in ganz Europa zum Thema schlüpfriger Witze zu machen. Der Mann war dem als geistig unbedarft beschriebenen Mädchen in einem Maße verfallen, welches die Zeitgenossen sich nur durch Schwarze Magie erklären konnten. Seine Ehefrau, die »schöne Prinzessin von Eisenach«, schlug er. Seine Mätresse erhob er zur Gräfin. Erfolglos strebte er eine Doppelehe an, die Bigamie. Schließlich starb die Geliebte mit 19 Jahren an den Pocken. Und da Johann Georg IV. es nicht lassen konnte, sie auch noch auf dem Totenbett zu liebkosen, steckte er sich an und folgte ihr schon wenige Tage später nach.

Das machte den Weg frei für den Zweitgeborenen, und damit sind wir, endlich, bei Friedrich August, den sie August den Starken nannten. In ihm gipfelt dies nun alles.

August ist der Mann, dem das widerfährt, wovon jedes Kind träumt: Alles, wofür andere getadelt werden, ist bei ihm gut, richtig und von hohem Interesse für das Gemeinwohl. Jede persönliche Schwäche wird zur politischen Stärke umgemünzt. Und Schwächen hatte er viele: Porzellan, Juwelen, Architektur, die ausschweifendsten Feiern aller Zeiten natürlich, und vor allem Frauen. »Der Starke« wurde August ja nicht deswegen genannt, weil er militärisch so erfolgreich gewesen wäre. Im Gegenteil. Das bezog sich schon ausschließlich auf seine körperlichen Kräfte, besonders auf eine ganz spezielle.

Die Markgräfin Wilhelmine von Brandenburg-Bayreuth, zwischenzeitlich als Heiratskandidatin im Gespräch, schrieb, Augusts Liebesleben sei weltberühmt; wie jeder wisse, halte er einen Serail der schönsten Frauen. Die Zahl seiner unehelichen Kinder schätzte sie auf 354. Dresdner Stadtführer haben später, damit es runder klingt, 365 daraus gemacht, für jeden Tag des Jahres eins. Bis heute ist August der Starke eine der populärsten deutschen Herrscherfiguren überhaupt, vielleicht auch deshalb. (Nur einer sieht das übrigens grundlegend anders: Karlheinz Blaschke ist, wie man so sagt, der Nestor der sächsischen Landesgeschichte. Als ich den damals 82 Jahre alten Historiker im Frühjahr 2010 in seinem Haus in Moritzburg besuchte, stach er mit dem Finger in die Luft und schimpfte: »August der Starke war ein Schuft!« Wenn die Frauenforschung sich mal über August beugen würde, wäre der erledigt. Aber auch das sei eben ein Merkmal des Absolutismus: Indem August sich mit seinem Benehmen sowohl über die lutherische Sittlichkeit als auch über das katholische Sakrament der Ehe hinwegsetzt, zeigt er nur noch einmal, daß er zu so etwas eben die Macht hat – und in einer derart grenzenlosen Macht können sich am Ende sogar die Bedenkenträger sicher aufgehoben fühlen. Für diese Art des Denkens kann man dem Barock keinen Vorwurf machen, solange auch heute noch der gemeine Macho seine Souveränität aus der Rücksichtslosigkeit gewinnt.)

Es versteht sich aber von selbst, daß ein nüchterner Blick auf die Verhältnisse und die Bilanzen die Laune trüben muß. So ein Leben funktioniert nur in ständigen Reizüberflutungen. Tage, an denen mal nichts los ist, müssen da wirken wie Entziehungskuren auf einen Junkie. Auch deshalb wurde wohl die Gesellschaft zur Bekämpfung der Nüchternheit gegründet, von der zu

Beginn dieses Buches die Rede war: die *Societé des Antisobres*, der exklusive Club von sächsisch-polnischen und brandenburgisch-preußischen Hochadligen zur alkoholinduzierten Entkrampfung der Beziehungen.

Historiker Blaschke tat sein Bestes, meine euphorischen Interpretationen dieses Geheimbundes ein wenig abzumildern: In erster Linie sei das wohl eine Schnapsidee von Leuten gewesen, die sonst nichts zu tun hatten. Das politische Tagesgeschäft erledigten nüchterne Räte. Und dennoch: Solange die Herrscher Sachsens und Preußens sich gemeinsam vollaufen ließen, war die Stimmung gut und das Leben halbwegs friedlich.

Das Trinken wird ohnehin einer der wenigen Anknüpfungspunkte gewesen sein, die die beiden überhaupt miteinander hatten. Der Preußenkönig war kein besonders feinsinniger Mann. Bier und ungesundes Essen waren ihm wichtig. Prunk haßte er. Der einzige Luxus, den er sich leistete, waren hochgewachsene Soldaten. Friedrich Wilhelm I. liebte seine Langen Kerls genauso innig wie August der Starke das Porzellan. Beide Leidenschaften sprechen für sich. Was deshalb geschehen mußte, liegt auf der Hand: 1717 wurde getauscht. 600 sächsische Soldaten gingen nach Berlin, ein ganzes Dragonerregiment. 151 fast mannshohe chinesische Deckelvasen kamen dafür nach Dresden. Friedrich Wilhelm betrieb die Militarisierung seines Landes, August den Umbau zum Kulturzentrum. Die Preußen waren arm und setzten auf

Expansion, die Sachsen waren reich und fanden es klüger, diesen Reichtum zu intensivieren. Sollten die anderen Kriege führen, den großzügigsten Gastgeber weit und breit wird schon im eigenen Interesse keiner behelligen ... So in etwa war das Kalkül.

Aber wie das so ist, wenn alle ihren Spaß haben: Einen gibt es immer, der beleidigt am Rand sitzt und zürnt. In diesem Falle war das des Soldatenkönigs Sohn, Friedrich II.

Es war während des Zeithainer Lagers, dem bombastischsten Fest des gesamten europäischen Barocks, und man weiß nicht, was genau vorgefallen ist, aber hier muß der Preußenprinz in einer Weise gedemütigt worden sein, die ihn für sein Leben gekränkt hat. So erklären sich jedenfalls die Historiker den pathologischen Haß, den Friedrich II. später als Preußenkönig auf Sachsen hatte. Im Siebenjährigen Krieg behandelte er das Land wie seine Nachfahren im Ersten Weltkrieg Belgien: Ohne Kriegserklärung einfach drübertrampeln und möglichst viele Scherben hinterlassen. Sachsen war für ihn ein Land von degenerierten Lüstlingen, die jederzeit bereit waren, an ihren Streitkräften zu sparen, um sich dafür ein paar Kunstschätze, Feste, Jagdgesellschaften mehr zu leisten. Sachsen war für ihn ein »Mehlsack«, wie er einmal sagte, auf den man immer weiter draufhauen könne und es käme immer noch etwas heraus. Was Friedrich beweisen wollte: Sachsen war nicht der Triumph des Bacchus – Sachsen war der trunkene Silen. Ein dicker, wehrloser, betrunkener Mann, der, wie auf einem berühmten Gemälde von Rubens, noch nicht einmal merkt, daß er gerade sexuell mißbraucht wird.

So sah es Friedrich II. Und weil die Geschichte von den Siegern geschrieben wird, lebt dieses Bild bis heute. Die sächsischen Kurfürsten spielen in ihr die Rolle von selbstzufriedenen und vergnügungssüchtigen Versagern – als warnendes Gegenbild zu der aggressiven Nüchternheit, mit der es die Preußen aus ihrer Sandwüste zur Weltmacht gebracht hatten.

Aber es ist immer die Frage, wer zuletzt lacht. Der nüchterne Weg der Preußen führte zur Militarisierung der Gesellschaft. Am Ende standen zwei Weltkriege. Das Ergebnis: Heute ist Preußen von der Weltkarte verschwunden. Aber Sachsen gibt es noch.

Und ich weiß nicht, wie es den 600 Soldaten heute geht, die damals eingetauscht wurden. Ich weiß nur: Die sogenannten Dragonervasen aus Berlin stehen heute noch in Dresden und erfreuen sich dort großer Beliebtheit und Bewunderung bei den internationalen Besuchern der Stadt.

Die Rückschläge mögen hart gewesen sein – aber ist das alles nicht am Ende doch noch: der Triumph des Bacchus?

Es liegt mir fern, die Herrschaft verfetteter, selbstsüchtiger Kindsköpfe zu glorifizieren. Ich bin wirklich kein Monarchist. Als ich einmal bei einer Vernissagenfeier in Dresden die Gelegenheit hatte, mit einem direkten Nachfahren Augusts des Starken zu sprechen, habe ich ihm in der gebotenen republikanischen Schärfe mitgeteilt, wie unmöglich ich es finde, daß die außer Amt gesetzte Fürstenfamilie jetzt dauernd Dinge aus den Museen zurückfordert, um sie dann auf dem Kunstmarkt zu verhökern. MEINE Vorfahren hätten das alles erarbeitet, SEINEN Vorfahren sei es zum Politikmachen in die Hände gelegt worden. Den Job hätten sie seit 1918 nicht mehr. Und nach der Kündigung verblieben die Arbeitsmittel doch bitte selbstverständlich im Betrieb.

So damals ich. Er sah das natürlich anders. Aber er war auch völlig nüchtern. Ich nicht mehr. Und auch das zeigt ja bloß, wer die Fahne hochhält.

Nur: Kriegsmüde, aber in Feierlaune, unaggressiv, aber im dauernden Bestreben, durch Diplomatie und Spitzenleistungen in Technologie, Wissenschaft und Kultur für sich um Sympathie zu werben: Wann hat es so etwas in Deutschland je wieder gegeben?

Im Grunde ist das doch ziemlich exakt das Bild, das erst die Bundesrepublik in ihren besten Jahren von sich hatte. Etwa ab der Zeit von Willy Brandt, dessen Auftreten und dessen Sound etwas so grundsätzlich Beschwingendes hatten.

Woran das bei Willy Brandt im Detail lag, war eigentlich immer ein eher offenes Geheimnis. Nur wirklich Böswillige diffamierten den Kanzler als Weinbrand-Willy. Ansonsten gehört es zu den politischen Usancen der Bundesrepublik, das Trinkverhalten von Politikern diskret zu behandeln. Wie sollte es auch anders gehen: Der gesamte politische Betrieb ist komplett eingelegt in Alkohol. Es mußten erst, nach der Art der unschuldigen und taktlosen Kinder, die Grünen ins Parlament einziehen, damit es einer herausschreit: »Der Bundestag ist eine unglaubliche Alkoholikerversammlung, die teilweise ganz ordinär nach Schnaps stinkt. Je länger die Sitzung dauert, desto intensiver.«

Soweit der junge Joschka Fischer in einem Interview mit dem Frankfurter Magazin »Pflasterstrand« im Jahr 1983. Wie es später mit ihm selber weiterging, ist allerdings auch bekannt. Warum gibt es eigentlich keine T-Shirts mit der Aufschrift »Rotwein formte diesen Körper«?

Der Berliner Suchtexperte Hans-Detlef Cabanis hatte dem politischen Betrieb der Bundesrepublik zu Bonner Zeiten schon bescheinigt, die Quote der Alkoholerkrankungen liege »doppelt so hoch wie in anderen Unternehmen«. Das ist allerdings auch kein Wunder bei Dienstverpflichtungen wie dem Politischen Aschermittwoch. Die beträchtliche Menge Gratisalkohol, die unsere Politiker im Laufe einer Legislaturperiode mitnehmen, ist so ziemlich die einzige Vergünstigung, die ihnen von einer notorisch mißgünstigen Bevölkerung noch nicht angekreidet und geneidet wurde. Trinken gilt bisher erstaunlicherweise noch nicht als politische Untugend. In bestimmten Regionen und Milieus wird damit sogar bis heute zu punkten versucht: Als Günther Beckstein noch bayrischer Ministerpräsident war, hatte er sich, es war kurz vor dem Oktoberfest, gegen eine Senkung der Promillegrenze für Autofahrer mit der berühmt gewordenen Sentenz ausgesprochen: »Es ist nicht das Problem, wenn einer eine Maß trinkt oder, wenn er ein paar Stunden da ist, auch zwei.« Natürlich mußten Verkehrs- und Suchtexperten da protestieren. Jeder spricht halt seinen Text. Aber die, die Beckstein angesprochen hatte, die saßen im Bierzelt und die werden es ganz gerne gehört haben. Am Ende machte er noch aus dem Zurückrudern einen publikumswirksamen Punkt, indem er seine Äußerung zum Verbraucherschutz erklärte: »So wie die meistens eingeschenkt sind, kann man auch mit zwei Maß noch fahren.«

An einer zu volkstümlichen Einstellung zum Trinken wird es jedenfalls nicht gelegen haben, daß Beckstein seinen Posten wenig später verlor. Als Franz-Josef Strauß das Amt innehatte, wurde ihm ein noch wesentlich barockeres Verhältnis zum Trinken von seinen Bayern nicht übelgenommen, ganz im Gegenteil, auch wenn damals schon erzählt wurde, daß Strauß nach einem

Empfang einmal erst am nächsten Morgen schlafend in den Rabatten des Schloßgartens aufgefunden wurde – als er noch der Bonner Verteidigungsminister war und als die Kubakrise gerade auf den dritten Weltkrieg hinauszulaufen schien.

Daß unsere Geschicke in den Händen von zum Teil heftigen Trinkern liegen, kann einen schon manchmal beunruhigen. Und es wird einem jetzt noch angst und bange bei dem Gedanken an den russischen Hang zu Atomraketen und gleichzeitig aber auch Wodkaflaschen. Andererseits dreht sich die Welt noch, und wer weiß schon, ob sie das auch dann noch täte, wenn auf der sowjetischen Kommandoebene mehr Nüchternheit geherrscht hätte.

Die Kriege, die heute die Welt in Atem halten, sind überwiegend von Nichttrinkern vorangetrieben worden. Von islamistischen Gotteskriegern sollte man jedenfalls annehmen, daß sie trocken sind. Von George W. Bush weiß man es. Es hat, was diesen Punkt betrifft, auch nie an unsinnigen Vergleichen mit Hitler gefehlt. Daß ausgerechnet der verheerendste Aggressor aller Zeiten Abstinenzler war, wird aber vermutlich auch in Zukunft immer wieder als Argument für oder gegen irgend etwas herangezogen werden.

So heikel das auch aussah: Mit dem Torkeln des stockbetrunkenen Boris Jelzin verbindet sich heute nicht die Eskalation, sondern das Ende des Kalten Krieges, die

Entspannung zwischen den Supermächten, so etwas wie Frieden. Und der kichernde Nicolas Sarkozy vor kurzem auf dem G8-Gipfel von Heiligendamm: Der war doch eher rührend als empörend. Wie sollen sich denn gerade schwierige Verhandlungen sonst entknoten? Auch in den Memoiren von Tony Blair finden sich bezeichnende und anrührende Passagen darüber, wie glücklich ein Drink die Anspannung zu lösen vermag, der ein Politiker gerade bei schwierigen Verhandlungen unterliegt. Andere lassen sich, wenn es in EU-Verhandlungen anstrengend wird, eine Schale mit Butterstücken in den Konferenzraum bringen und futtern die dann weg wie Kartoffelchips. (Gut, nur einer tat das: Helmut Kohl. Behauptet jedenfalls der ehemalige schwedische Ministerpräsident Göran Persson in seinen Memoiren.)

Wenn Staatschefs miteinander trinken können, ist das jedenfalls immer eine entspannungsfördernde sowie vertrauensbildende Maßnahme und insofern im Interesse aller. Der Heroismus der Friedliebenden liegt im Einsatz der eigenen Leber für das Gemeinwohl.

Es ist deshalb kein Wunder, daß ausgerechnet aus diesem Milieu immer mal wieder trinkfeindliche, prohibitionistische Tendenzen hochkochen. Wer je als Journalist mit dem Politikbetrieb zu tun hatte, weiß: Der Arbeitsalltag dort ist gesäumt von Gläsern. Dauernd ist irgendwas, dauernd reichen sie einem was zu trinken, und dauernd wäre es unhöflich, politisch unklug oder aus sonstwelchen Gründen unmöglich, es nicht anzunehmen. Wo immer verhandelt, propagiert, informiert, richtiggestellt, geworben und geredet wird: Alkohol ist das Gleitgel für die Worte. Der Föderalismus verschafft sich durch Weine aus Franken, Baden, Rheinland, Hessen oder auch Sachsen-Anhalt Geltung. Kein Regionalverband, der die Herkunft nicht mit ortstypischen Schnäpsen zu unterstreichen wüßte. Neinsagen wäre arrogant und menschenfern. Das Trinken symbolisiert Zugehörigkeit. Regional, sozial und gesinnungsmäßig. Nordwestdeutsche Sozialdemokraten sind geradezu von Amts wegen verpflichtet, nach der Art des Gerhard Schröder gelegentlich das Sakko auszuziehen und in Hemdsärmeln nach Bier zu schreien, damit es auch jeder hört in den Kleingartensparten. Das sind sie den Gewerkschaften schuldig. Barolo trinken können sie dann mit den Bossen. Undenkbar, daß Politiker sich dem ritualisierten Zugetrinke chinesischer Verhandlungspartner entziehen. Selber schuld, wer nicht in Hinterzimmergesprächen seine Kontakte pflegt. Einsam und politisch nutzlos, wer nicht die richtigen Kneipen, Kreise, Klüngel, Stammtische kennt und frequentiert. Und was in Berlin schon heftig ist, das darf man sich in Brüssel noch einmal in Steigerung vorstellen.

Es ist nachvollziehbar, daß unter solchen Umständen immer mal wieder ein Savonarola auftaucht, ein mönchshafter Mahner, der Einkehr, Reue und Buße predigt. Es ist nachvollziehbar, daß aus Brüssel und aus Berlin immer wieder flammende Forderungen nach einem Kampf gegen den Alkohol zu hören sind. Es sind dies vor allem Selbstgeißelungsanfälle, wie man sie von zerknirschten Quartalssäufern kennt.

Es wäre nur schön, wenn die politische Klasse bei solchen Selbstkasteiungen nicht immer gleich auch den Rest der Bevölkerung in Geiselhaft nehmen würde.

Es wäre noch besser, wenn sie das Trinken als berufskennzeichnend akzeptieren könnte.

Und es wäre am besten, wenn sie einsehen würde, daß ihr wirklicher Dienstherr Dionysos heißt. Ein launischer Chef. Aber es gibt wirklich schlimmere.

# X. Trinken und dichten:
## Braucht, wer schreibt, den Rausch?

*Die Trockenlegung des Journalismus · Der Three-
Martini-Lunch als Kraftprobe · Trinken und Schreiben ·
Gefahrenquelle Internet · Trinken und Lesen · Die Lehre
des Kingsley Amis · Warum Schriftsteller trinken ·
Warum amerikanische Schriftsteller am meisten trinken*

Wenn Politiker trinken, was sollen dann Journalisten tun?

Mittrinken natürlich. Und im Idealfall mehr vertragen.
Es geht bei der Sache ja auch darum, wer wem was ent-
lockt, und wer es hinterher noch aufschreiben kann. Le-
gendär waren die Hintergrundrunden in den Kneipen von
Bonn. Da floß das Kölsch, und da flossen die Informatio-
nen. Da ging es um Vertrauliches. Und deshalb trank man
miteinander. Um Vertrauen herzustellen. Und Vertrauen
war da, wenn sich Staatssekretär und Politikredakteur ge-
genseitig stützen mußten beim Nachhausegehen.

Ich habe diese Männer noch kennengelernt. Ende der
Neunziger in Bonn, als die Regierung umzog nach Berlin, da saßen sie in ihren alten Parlamentskorresponden-
tenbüros und machten nun gar keine Anstalten mehr,
die Schnapsflasche in die Schrankbar zurückzuräumen.
Mit rauchigen Stimmen beklagten sie den Gang der Zeiten. Daß sie die alten Spießer seien, die in ihren Bonner

Eigentumshäuschen hocken blieben, während der Troß jetzt in das neue, junge, hippe BERLIN umziehe. Höhnische Überbetonung. Abwinken. Zigarettchen. Und Schlückchen. Um die Bitterkeit runterzuspülen.

Tatsächlich ging es in Berlin nicht mehr ganz genauso weiter wie in Bonn. Plötzlich standen da auf beiden Seiten immer öfter so junge, ehrgeizige Aufsteigertypen und schauten pikiert, wenn jemand Drinks anbot. Die Veteranen versuchten, die alten Sitten noch ein Weilchen zu verteidigen und verschanzten sich in der »Ständigen Vertretung« (einer Kneipe, die heute, glaube ich, nur noch von Touristen besucht wird) hinter ihren Kölschgläsern. Einmal habe ich dort einen Rundfunkvolontär um Gnade betteln hören, er könne nun wirklich nicht mehr. Sein Ausbilder ließ ihm das aber nicht durchgehen. Das Handwerk wolle gelernt werden. Das Nachrichtenschreiben, das Redigieren, das Kölschtrinken. Der junge Mann bekam noch eins.

Bei den Moderatoren von abendlichen Kultursendungen war es natürlich eher kein Kölsch, sondern ein schönes kultiviertes Glas Wein oder auch zwei im Casino, bevor es ans Mikrofon ging, um die nötige Flüssigkeit in Stimme und Diktion zu bekommen. Große, inspirierte Rundfunksendungen waren das! Als später die Verhaspeler zunahmen und die Interviews fahriger wurden, da wußte ich, daß auch hier die Trendwende eingesetzt hatte und Trinken im Dienst nun nichts mehr galt.

Es ist innerhalb der letzten zehn Jahre passiert. Die Flasche wurde aus den Büros verbannt, wo sie einst zur Grundausstattung gehörte – wie Lampe und Locher. Auch wir hatten am Anfang immer ein bißchen Bier in der Redaktion. Die Flaschen wurden kalt gelegt – und ganz einfach vergessen, bis sie eines Tages geplatzt im Kühlfach lagen. Keiner wollte mehr. Selbst wenn jemand Geburtstag hat und eine Flasche Schampus hinstellt, nehmen heute alle nur noch einen »winzigen Schluck«, weil sie gleich noch etwas Wichtiges schreiben müßten, was sie sonst, so angetütert, nicht mehr hinbekämen.

Wie in den Sagen aus dem Altertum klingt es inzwischen, wenn die Älteren von jenem Ressortchef erzählen, den es in einer großen Stadt in Süddeutschland einmal gegeben haben soll, vor noch gar nicht mal so wahnsinnig vielen Jahren, einem Mann, der, egal wie die Welt- und Nachrichtenlage war, jeden Mittag unbeirrt in ein Weinlokal ging, ein oder zwei Bier nahm zum Aperitif und gegen den Durst, zum Essen eine Flasche Wein und dann noch einen Digestif; und dann nahm er den Bewirtungsbeleg, notierte als Zweck des Geschäftsessens »Vorbereitung eines Angriffskriegs«, um sich anschließend unter dem Vorwand, ein bißchen Post durchsehen zu müssen, in sein Büro zurückzuziehen, indessen die untergebenen Mittrinker mit schwummrigem Kopf die zum Nachmittag hin immer hektischer werdende Arbeit zu verrichten hatten.

Diese Mittagessen mit Trinkzwang waren einmal in vielen Branchen und den meisten Ländern üblich. Als Präsident Nixon gegen den »Three-Martini-Lunch« wetterte, weil er Volksgesundheit wie Volkswirtschaft untergrabe, da lachten sie in den Businessrestaurants von Manhattan nur rauh, denn da waren sie meistens schon beim vierten Glas. Heute kennen jüngere den Brauch höchstens noch aus Fernsehserien wie »Mad Men«.

Es waren natürlich üble Männerrituale. Mal sehen, wer wieviel verträgt – und wer danach noch welche Arbeitsleistung bringt. Ein Armdrücken mit der Leber.

Mit Blick auf ihre Lebenserwartung kann der Berufsstand der Journalisten heilfroh sein, daß diese Zeiten vorbei sind. Was frühen Tod anbelangt, konkurrierten Journalisten traditionell mit Gastronomen, Kellnern, Barleuten. Also ihren engsten Freunden.

Was mit dieser Praxis allerdings verlorengeht, ist die Fähigkeit, alkoholisiert zu schreiben. Und das ist schon eine nicht ganz unrelevante Kulturtechnik.

Es sind aber auch die Zeiten, die das betrunkene Schreiben zu einem unkalkulierbaren Risiko machen, der technische Fortschritt, die Digitalisierung. Früher konnte das, was man betrunken geschrieben hat, in der Klarheit des nächsten Tages noch einmal überprüft und korrigiert werden – auch wenn Thomas Kapielski sagt, daß es umgekehrt sei, daß bei einem Gedanken, der nüchtern gefaßt wurde, immer erst einmal geschaut werden müsse, ob er auch alkoholisiert noch tragfähig ist. Heute, wo die Welt einerseits verlernt, mit dem Trinken und Schreiben umzugehen, andererseits technologisch aber immer schneller und irreversibler wird, heute muß die schlichte Sicherheitsregel aufgestellt werden: Sobald die Flasche auf ist, bleibt der Computer aus! Es werden dann bitte keine E-Mails mehr geschrieben. Kein Blog-Kommentar und keine Facebook-Statusmeldung. Es wird dann bitte einfach nichts Grundsätzliches und immer schon einmal gesagt werden Wollendes in die Welt hinausgejagt.

Denn immer noch gilt: *in vino veritas*. Das bezieht sich aber nun einmal nicht auf die Erkenntnisqualitäten des Trinkenden, sondern darauf, daß er eben recht ungefiltert sagt, was ihm gerade durch den Kopf schwimmt. Und das ist leider inkompatibel mit dem Netz in seiner nichts verzeihenden Grausamkeit. Was weg ist, ist weg. Und das Gegenüber da draußen weiß von Kontext und Promillegrad der Äußerungen erst einmal nichts, sie treffen ihn in der ganzen erbärmlichen Nüchternheit desjenigen, der gerade den Computer hochfährt – und Nüchterne können Betrunkenen letztlich niemals wirklich verzeihen. Nicht die Wahrheiten, die Sie äußern. Und eigentlich auch den Rausch schon nicht.

(Zum Zeitpunkt der Niederschrift wird berichtet, daß ein amerikanisches Unternehmen deswegen einen Promilletest für das Internet entwickelt habe: Das Programm teste vor dem Einloggen in soziale Netzwerke wie Facebook und ähnlichen zum Schutz vor sich selbst die Motorik des Nutzers. Zum Beweis dafür, daß er noch einigermaßen gerade Kommentare ins Netz zu schreiben in der Lage ist, muß er zunächst mit dem Cursor der Maus kreiselnden Kreisformen beikommen und solche Sachen.)

Trinken und schreiben geht nämlich. Trinken und lesen aber nicht. Dafür ist das Lesen selbst dem Trinken wirkungsästhetisch zu ähnlich.

Der Titel dieses Buches zum Beispiel, der ist von einem anderen Buch, sagen wir mal: inspiriert. Aber da das Inspiriertsein nach gewissen Ansichten der antiken Kunsttheorie nichts anderes ist als das, was das Trinken mit einem macht, klingt das in diesem Zusammenhang, dachte ich, vielleicht verzeihlicher.

Im Sommer vor zwei Jahren fiel mir in einer New Yorker Buchhandlung ein Sammelbändchen des englischen Schriftstellers Kingsley Amis in die Hände: »Everyday Drinking – The Distilled Kingsley Amis«. Es lag da in Stapeln direkt neben der Kasse. In Stapeln, die mit jeder Minute kleiner wurden. Das Buch war das, was man einen Bestseller nennt. Und man konnte die New Yorker, die es dazu gemacht hatten, verstehen. Da standen sie in diesem strahlend blauen New Yorker Spätnachmittag und schauten traurig in einen Wald aus Verboten.

Drinnen durften sie nicht rauchen, draußen nicht trinken. Und die hageren Mädchen, die mit ihren Mineralwasserflaschen an ihnen vorbeigejoggt kamen wie keuchende Ausrufezeichen, die gaben ihnen den Rest. Aber der Durst sucht sich immer seinen Weg, und dieses Buch sah aus, als ob man es trinken könnte: Ein Umschlag in der Farbe, die Oliven annehmen, wenn sie lange genug auf dem Grund eines Martiniglases ruhen.

»Everyday Drinking« war eine Neuausgabe der wichtigsten Schriften des Kingsley Amis – darunter auch die 1972 erschienene Alkoholfibel »On Drink«. Es sprach hier eine menschgewordene Bar, es sprach ein Kenner aus den holzvertäfelten Tiefen seines Genußgedächtnisses. Kingsley Amis schrieb darüber, wem man wann welchen Wein vorsetzt und wem einfach eine Büchse Bier. Er schrieb über die Wichtigkeit kalter Gläser mit der gleichen liebevollen Präzision wie über den respektvollen Umgang mit dem Kater danach. Ein herrliches Buch. Eine betörende Lektüre.

Wenig später fiel mir eine Übersetzung von »On Drink« in die Hände. Aber auf Deutsch gefiel es mir nun überhaupt nicht mehr. Was mir im Original lustig und charmant vorgekommen war, wirkte jetzt – und das war wirklich erschütternd – irgendwie grell und albern. Es war, als ob einer, den man aus der Ferne unterhaltsam fand, auf einmal unangenehm dicht an einen herangerückt wäre und aus dem Mund nach Weißwein riecht.

Durch die Übersetzung, die sicher völlig korrekt war, kam es mir vor, als hätte jemand einen Schleier weggerissen. Es war: eine Ernüchterung. Es war, wie als Nüchterner einem Betrunkenen zuhören zu müssen. Man hat dann immer noch Verständnis, vielleicht sogar Sympathie, man lacht auch höflich, aber so richtig schön ist es nicht.

Es kommt eben vor, daß man beim Lesen den Kater empfindet, der zu dem Rausch gehört, den der Schreibende hatte.

Die letzten Werke von Joseph Roth zu lesen oder von Hans Fallada, das ist manchmal kaum auszuhalten, weil das, was man da liest, schon traurig genug ist, und weil man aber außerdem weiß, daß es mit dem Leben bezahlt wurde. Und es kann auf den Magen schlagen, wenn erwachsene Männer, Intellektuelle zumal, mit ihren Promilleabenteuern prahlen wie halbwüchsige Jungs auf dem Schulhof. Es gibt immer wieder ganze Bücher, die der Verehrung trinkender Schriftsteller gewidmet werden, im Kern aber die Bewunderung schriftstellernder Trinker betreiben. Und es gibt Figuren wie den irischen Dichter Dylan Thomas, bei denen die Frage ist, ob ihr Weltruhm wirklich auf ihren Versen beruht – oder auf der beeindruckenden Zielstrebigkeit, mit der sie sich zu Tode gesoffen haben.

Viel häufiger kommt es aber natürlich vor, daß man beim Lesen einen Rausch empfindet, der den Schöpferrausch direkt zu verlängern scheint. Und daß dieser Schöpferrausch oft genug mit berauschenden Getränken in Gang gebracht wurde: Dafür gibt es bei allen gesundheitlichen Bedenken eine ganze Reihe von guten Gründen.

Schriftsteller aller Zeiten, vor allem aber die des 20. Jahrhunderts, tranken, um sich gut zu fühlen und loslegen zu können. Manche tranken aber auch, um sich schlecht zu fühlen, denn auch das Leiden kann eine Triebfeder zum Schreiben sein. Es ging darum, in Gang zu kommen, sich Mut anzutrinken, das Lampenfieber wegzuspülen, das es natürlich auch beim Schreiben gibt; es ging darum, dem Kritiker in sich den Mund zu stopfen und dem eigenen Größenwahn die Sporen zu geben, weil sonst das Blatt ewig weiß bleiben würde. Es ging, für die gewohnheitsmäßigen Trinker, darum, sich überhaupt erst einmal nüchtern genug zu trinken, um die Tasten der Schreibmaschine zu treffen. Und natürlich ging es immer um die Inspiration. Daß Trinken und Inspiration eins seien, das hatten sie schon in der Antike geglaubt. Und wenn schon Plutarch seine Sachen »in der Weinhitze« schrieb, warum sollte sich dann nicht auch Hemingway beim Schreiben einen genehmigen dürfen? Und wenn Hemingway behauptete, alle guten Schriftsteller seien Trinker, dann legten sich natürlich erst recht auch alle mittelmäßigen Schriftsteller ins Zeug. Denn Schriftsteller tranken natürlich immer auch, weil andere

Schriftsteller tranken. Weil es irgendwann dem Bild eines Schriftstellers entsprach zu trinken. Und sie tranken, weil sie trinken konnten: Die ungeregelten Arbeitszeiten, der Arbeitsplatz im Caféhaus oder in der einsamen Kemenate – nicht der Mensch sucht sich seinen Beruf, sondern der Beruf den Menschen. Und Schreiben ist ideal zum Trinken. Anders als in normalen Berufen, wo die Flasche im Zweifel zum Rausschmiß führt, scheint sie beim Schriftsteller irgendwie zu den Arbeitsmitteln zu zählen.

Damit soll keinesfalls der Alkoholkonsum der anderen künstlerischen Gewerke geschmälert werden. Auch Jazzmusiker standen immer in dem Ruf, leistungsstarke Trinker zu sein. Rockmusiker sowieso. Bei den bildenden Künstlern sind es naturgemäß eher die Maler als die strengen Konzeptualisten. Wie es in Theaterkantinen zugeht, riecht man manchmal noch in der letzten Reihe des Zuschauerraums. Und daß in den Whiskeygläsern von Frank Sinatra, Dean Martin und dem Rest des *Rat Pack* manchmal auch einfach nur Apfelsaft gewesen sein soll: Das war selbst in Hollywood für manchen eine Überraschung.

Aber nirgends wurde so exzessiv, so selbstzerstörerisch und so massenhaft getrunken wie unter den Schriftstellern – vor allem den amerikanischen.

»Alkoholismus tritt in verschiedenen sozialen Gruppen unterschiedlich stark auf«, schreibt dazu Donald W.

Goodman in »Alcohol and the writer« (deutsche Ausgabe »Alkohol & Autor«): »Männer neigen mehr zu Alkoholismus als Frauen, Iren mehr als Juden, Barkeeper mehr als Bischöfe. Die Gruppierung mit dem höchsten Prozentsatz an Alkoholikern bilden indessen die berühmten amerikanischen Schriftsteller.«

Was amerikanische Träger des Literaturnobelpreises angehe, so betrage deren Alkoholikeranteil über siebzig Prozent.

»Der erste war Sinclair Lewis – ein starker Alkoholiker. Dann kam Eugene O'Neill – ein starker Alkoholiker. Sodann Pearl S. Buck, die kaum trank. ... Es folgte William Faulkner – ein starker Alkoholiker. Dann Ernest Hemingway – ein Alkoholiker auch er (›Trinken ist eine Art und Weise, den Tag ausklingen zu lassen.‹) Der nächste ist John Steinbeck – gewissen Zeugnissen zufolge ein ›beidhändiger‹ Trinker, anderen zufolge einfach ein Alkoholiker.« Und hier ist Goodmans Auflistung noch lange nicht zu Ende.

Woran liegt das?

Eine These besagt, daß die großen amerikanischen Schriftsteller tranken, um mit ihren Figuren mithalten zu können. Und eine andere sagt: Sie waren als Schriftsteller zum Trinken verdammt, weil es in ihrem Land so verboten war.

# XI. Ist eine Prohibition die Lösung – um die Trinkkultur zu heben?

*Ermittlungen auf 1,5 Promille · Roosevelts Bierchen ·*
*Amerikas trockene Jahre · Und wie sie begossen wurden ·*
*Die Mafia und die Kennedys · Cocktails im »Speakeasy« ·*
*Was hätte Fitzgerald getan? · Eine Nation im*
*Branntweinfieber · Temperenzler und Teetotalitaristen ·*
*Straight Edge und Brown Bags*

Nick Charles lehnt in einem *Speakeasy* in der Zweiund-
fünfzigsten Straße an der Bar und wartet darauf, daß
Nora mit ihren Weihnachtseinkäufen fertig würde. Wieviel er zu diesem Zeitpunkt schon getrunken hat, wissen
wir nicht. Seinem Charakter (aber auch dem seiner Frau
und ihrer Weihnachtseinkäufe) wird man aber nur dann
gerecht, wenn man einmal davon ausgeht, daß es schon
nicht unter zwei Drinks gewesen sein werden, jeweils
großzügig eingeschenkt, also eher doppelte.

Die Tochter eines alten Bekannten spricht ihn an, er
fragt, was sie trinken will, sie sagt: Scotch mit Soda, und
er bestellt zwei. Sie reden über Nicks Bekannten, den Vater des Mädchens, da kommt Nora mit dem Hund und
den Einkaufstüten. Ob sie auch etwas trinkt, wird nicht
gesagt, es ist aber wahrscheinlich. Am Ende werden die
beiden von dem Mädchen eingeladen, gelegentlich mal

»zum Cocktail« vorbeizukommen. Was danach noch alles passiert, an diesem Abend, das spart Dashiell Hammett aus, in seinem 1934 erschienenen Kriminalroman »Der dünne Mann«.

Aber daß Nick Charles am nächsten Morgen um halb zwölf einen mörderischen Kater hat, das teilt Hammett ausführlich mit. Und daß sich Nick deshalb vor dem Duschen erst einmal einen Schluck genehmigt. Und nach dem Duschen noch einen. Anschließend fühlt er sich »schon wohler« und kann an die Arbeit gehen. Ein Gast kommt ihm nämlich mit einem verworrenen Problem. »Die vollgeschenkten Gläser in der Hand«, wendet sich der berühmte Detektiv dem Fall zu. Abends gehen sie dann ins Theater und danach noch zu einer Gesellschaft bei Leuten, an deren Namen er sich am nächsten Morgen schon nicht mehr erinnern kann, denn er ist wieder »ziemlich angeschlagen«. Nora stellt ihm Fragen zu dem Fall, den er lösen soll. Er fragt: »Wollen wir nicht irgendwas Flüssiges einnehmen gegen den Kater?«. Nachmittags geht er mit dem Hund eine Runde, »kippt unterwegs in Jims Bar ein paar Gläschen« und findet bei seiner Rückkehr Gäste vor. Nora schenkt ihnen gerade Cocktails ein. Er bekommt natürlich auch einen. Dann ist sein Glas alle. Er schenkt sich selber nach. Und als Nora in dieser Nacht, es ist die Weihnachtsnacht, nicht schlafen kann, da küßt er sie und fragt fürsorglich: »Meinst du nicht, ein Schluck könnte dir helfen einzuschlafen?«.

116

»Nein danke.«

»Aber mir vielleicht.«

Es gibt Scotch mit Soda. Nora probiert davon.

»Vielleicht würde mir so ein Cocktail doch helfen.«

Und so geht das bis zum Ende weiter.

Dashiell Hammett läßt seine Figuren auf keiner Seite auch nur ansatzweise ausnüchtern. Es läßt sich leider nicht exakt errechnen, weil er schon mit einem gewissen Spiegel ins Buch hineingeht, aber man kann sicher sagen: Detektiv Nick Charles hält sich die gesamte Handlung über konstant auf einem Alkoholpegel von über einem Promille. Dieses eine Promille fügt seinem Blut offensichtlich erst den Esprit hinzu, den es braucht, um den verworrenen Fall schließlich zu lösen; und, wer weiß, vielleicht ist dieses eine Promille auch gleichbedeutend mit dem sogenannten Etwas, das die Frauen an seinen Lippen hängen läßt und die Männer eifersüchtig macht. Denn der Kriminalfall als solcher ist sicher nicht der Grund, warum das Buch bis heute so berühmt und beliebt ist. Die eigentliche Handlung besteht aus etwas anderem, die eigentliche Handlung besteht, wie im klassischen platonischen Symposium, aus der Trias: Trinken, Reden, noch mehr Trinken. Die Wendungen des Falls sind um ein stabiles Skelett gewickelt, und das besteht aus Formulierungen wie »Ich trank meinen Cocktail aus«, jemand erhebt sich, »ein Glas in der Hand«, aus einem Stuhl, und, häufigster Satz des Romans, sozusagen sein Schicksalsmotiv voll vorwärtsdrängendem Pathos: »Mein Glas war leer.«

Die grund- und vorsätzliche Angesoffenheit, der Dauer-Schwips, die leichte Schlagseite – das ist das, wovon auch die Verfilmung lebt, die ein dermaßen großer Erfolg für Hollywood wurde, daß eine Fortsetzung nach der anderen dazukam: Am Ende brachte es »The Thin Man« auf sechs Filme, und jeder einzelne war eine einzige Feier des Alkohols. Das leichte Torkeln als elegantere Gangart, das angeschickerte Sprechen und das Schlingern im Denken – das waren hier gewissermaßen die Voraussetzungen, um die Verwicklungen des Plots überhaupt zu überblicken, denn um Verworrenes zu überblicken, ist es nötig, sich zunächst einmal selbst wirr zu machen.

Es ist allerdings vielleicht auch gar kein Wunder, daß diese Filme und dieses Buch so erfolgreich waren in den Dreißigerjahren: Erst am 23. März 1933 hatte Präsident Franklin D. Roosevelt das 18. Amendment der amerikanischen Verfassung aufgehoben und anschließend verkündet, daß es jetzt Zeit für ein Bier wäre. Das klang natürlich zunächst einmal nach einem Understatement von eher britischer Bauart: Was Roosevelt da getan hatte, war immerhin nichts anderes als die Aufhebung der Prohibition, die 1919 über die Vereinigten Staaten verhängt worden war, um der Trunksucht und ihren Folgen Einhalt zu gebieten. Ab jetzt durfte der Alkohol wieder fließen. Womöglich rührte die Lakonie in der Äußerung des Präsidenten aber auch daher, daß er, der Alkohol, mit dem Fließen faktisch nie aufgehört hatte. Eher im Gegenteil: Es war, als hätte Roosevelt feierlich einen Hahn aufgedreht, während um ihn herum die Brühe längst durch die Wand geschossen kam.

Das Bier, das Roosevelt sich und damit seinem ganzen Land da genehmigte, war eigentlich das Gegenteil von dem, wonach es aussah – keine Freigabe des Exzesses, sondern eine Maßnahme zur Mäßigung: So ein Bier war immer noch gesünder als der Schnaps, von dem seine Landsleute während des Verbots doppelt soviel tranken wie vorher und nachher.

Prohibition ist Abstinenz für alle, und wie die Abstinenz beim einzelnen deutet auch eine Prohibition keinen unbedingt gesunden Zustand einer Gesellschaft an. Die eigentliche Pointe an Büchern und Filmen wie dem »Dünnen Mann« war ja, daß sie allesamt vor der Aufhebung der Prohibition spielen, als der Alkohol noch illegal war und damit doppelt soviel Spaß machte. Vielleicht ist in Amerika der Alkohol nie so entschlossen zelebriert worden wie in den Jahren, als er verboten war. Die rechtliche Lage lud dazu aber auch regelrecht ein: Verfolgt wurde nicht der Konsum, sondern der Handel. In kultureller Hinsicht kann man diejenigen, die das damals so eingerichtet hatten, nur beglückwünschen: Die Einführung der amerikanischen Prohibition hat Mythen geschaffen, von denen Amerika und der Rest der Welt heute leben. Das ist nicht nur der Alkoholschmuggel, der damals Vermögen schuf und Karrieren in Gang setzte, die die Geschichte bestimmen sollten, die Kriminal-, die Film- und die Weltgeschichte: Auch der Name der Kennedys wäre später womöglich weniger bedeutend geworden, wenn es für den Urvater der Dynastie, für Joseph Patrick Kennedy, damals mit dem Schnapshandel nicht so gut gelaufen wäre. Der Maler Joe Coleman, der mit seinem Werk die Bewirtschaftung der großen epischen Mythen Amerikas betreibt, hat mir bei einem Atelierbesuch einmal illegal hergestellten Prohibitionswhiskey aus den Südstaaten angeboten. Passenderweise in einer mit lauter Leichenteilen bedruckten Henkeltasse aus dem Marketing-Fundus des Films »The Black Dahlia«. Es war mir bis zum Schluß nicht ganz klar geworden, ob das Whiskey »in der Art« des illegalen Stoffs vom Mississippi war – oder ob das Zeug tatsächlich noch aus den Zwanzigerjahren stammte. Der Geschmack hätte dafür gesprochen. (Allerdings genauso gut auch für ein Rohrreinigungsmittel.)

Auch die illegale Flüsterkneipe, das »Speakeasy«, in dem die Getränke nicht ganz das sind, wonach sie aussehen, ist mehr als nur ein gastlicher Gemeinplatz in Krimis und Filmen: Der Zwang zum Flüstern, zum Verheimlichen des Trinkens hatte außerdem eine schöne, disziplinierende Wirkung auf die Trinker: Eine ganze Schule von Gentleman-Trinkern nach Art des Detektivs Nick Charles ist so entstanden, die ihre zum Teil beträchtlichen Pegelstände als schwankende Normalität tarnten. Wo immer heute vor allem gelärmt wird beim Trinken, rückt daher eine hübsche, kleine Prohibition an den Horizont der genußsteigernden Stimulanzien.

Dann ist da die schöne Sitte der privaten Cocktailpartys mit ihren frühen Anfangszeiten, den hübschen Kleidchen und natürlich den netten, bunten Drinks ... Die englische Oberschicht sollte das früh übernehmen, um damit die langweilige Lücke zwischen dem Tee und dem Dinner zu überbrücken.

Aber die Herkunft des Cocktails schmeckt man trotzdem immer durch. Es ist bei genauer Betrachtung auch gar nicht verwunderlich, daß das amerikanische Nationalgetränk, daß Amerikas Beitrag zur Welttrinkkultur ausgerechnet der Cocktail sein mußte. Spirituosen lassen sich nun einmal einfacher und schneller herstellen als Wein oder Bier, sie sind das natürliche Rauschgetränk von Leuten, die auf dem Treck nach Westen oder unter den Bedingungen einer Prohibition leben müssen. Aber nur Leute, die gleichzeitig ein puritanisches Problem mit dem Rausch haben, mit der Sünde und allem nicht ganz so Gesunden, nur solche Leute können auf die Idee kommen, harte Spirituosen in bunte Fruchtsäfte zu kippen, um sie dort zu verstecken. Das ist das erste Motiv. Das zweite ist: um sie dort erst richtig zur Entfaltung zu bringen.

Diese Mischung aus Unschuld und Verderben, aus Alkohol und Zucker, ist natürlich perfide und explosiv, reiht sich aber ein in andere kulturelle Errungenschaften dieser Art, etwa die Erfindung der Cheerleader.

Es ist fraglich, ob es diese Art von kulturellem Reichtum war, den die Väter der Prohibition im Sinn hatten, als sie ihr Gesetz erließen. Es ist nur sicher, daß einer wie F. Scott Fitzgerald in jeder Hinsicht auf ihr Konto geht. Es gibt keinen Schriftsteller, dessen Gesamtwerk so felsenfest auf einer einzigen Figur ruht – dem jugendlichen Amerikaner der Prohibitionszeit mit dem Cocktailglas in der Hand. »Auch Joel war der Ansicht, daß die Schriftsteller zu viel tranken – er selbst tat es auch, aber an diesem Nachmittag würde er sich bezwingen. Er wünschte sich Miles in Hörweite, wenn die Cocktails gereicht würden und er höflich, aber bestimmt ›Danke, nein‹ sagen würde«, heißt es in »Crazy Sunday«, einer von Fitzgeralds Erzählungen, und schon auf der nächsten Seite findet sich der Satz: »Nachdem Joel sich überzeugt hatte, daß Miles am anderen Ende des Raums stand, trank er seinen Cocktail.«

Es waren halt immer Selbstporträts; und, wer weiß, vielleicht hätte Fitzgerald ohne die Prohibition selbst weniger exzessiv getrunken und länger gelebt.

Für die Prohibition hatte es natürlich gute Gründe gegeben. Amerika hatte ein Alkoholproblem. Und zwar praktisch von Anfang an. Das Land ist mit der Flasche in der Hand erobert worden, und der Bierdurst war es, der die Leute den Fuß darauf setzen ließ. Die Pilgerväter hatten 1620 ursprünglich viel weiter südlich vor Anker gehen wollen. Sie taten es dann aber schon oben in Cape Cod, weil ihnen die Vorräte zur Neige gingen: »our victuals being much spent, especially beere«. Wir hatten erwähnt, daß Bier in erster Linie ein haltbareres Nahrungsmittel war als Wasser. Was es in zweiter und dritter Linie war, auch bei den ehrenwerten Pilgervätern, darüber muß man sich keine Illusionen machen. Der Historiker Detlef Briesen schreibt: »Verläßt man sich auf vorliegende Schätzungen, dann trank ein über 15jähriger um 1790 im Jahr rund 2,2 Liter Wein, 20 Liter Spirituosen und 130 Liter Bier ... Wahrscheinlich waren viele Kolonisten nach heutigen Standards regelmäßige bis schwere Trinker.«

Amerika erwies sich auch in diesem Bereich als das Experimentierfeld für den Rest der Welt. Es wurde übermäßig getrunken, bald aber auch übermäßig dagegen vorgegangen. Das lag ganz sicher nicht nur an den strengen Moralvorstellungen der Pietisten, es waren viel profanere Gründe: Das ungeheure Ansteigen des Spirituosenkonsums, die sogenannte Branntweinpest, drohte die öffentliche Ordnung zu untergraben.

Getrunken wurde während der Arbeit, auch von Kindern und oft schon zum Frühstück. Um elf und dann

noch einmal am Nachmittag wurden allgemeine Trink-
pausen eingelegt, und was dann zum Tagesausklang ge-
schah, kann man sich denken. Was das Feuerwasser mit
den Indianern gemacht hat, weiß jedes Kind, das We-
stern kennt. Was es gleichzeitig mit den Weißen im Westen machte, fing irgendwann an, bei den Eliten im Osten
Besorgnis zu erregen. Nach den Engländern wurde der
Alkohol zum Hauptfeind der amerikanischen Revolutionäre – und der Mann, der ihm am entschiedensten ent-
gegentrat, trug den dafür geradezu idealen Namen Benja-
min Rush. Rush war einer der Gründungsväter der USA
und legte 1784 ein Werk mit dem Titel »Inquiry into Ef-
fects of Ardent Spirits« vor. Beigelegt war dem Buch eine
Art Thermometer, das nicht nur die ansteigende »Hitze«
der Spirituosen anzeigte, mit dem Rum an der Spitze,
sondern auch die entsprechenden Folgen der Verwahrlosung bis hin zu Raub und Mord oder Tod – sowie natürlich die Konsequenzen daraus: am Ende Gefängnis und
Strick. Rush war einer der ersten, die entschieden für
Verkaufsbegrenzungen und hohe Alkoholsteuern ein-
traten, und die, die ihm darin folgten, bildeten bald eine
breite Bewegung. Man nannte sie die »Temperenzler«.

Zu den Prohibitionisten, die später dazukamen, ver-
hielten sich die Temperenzler ungefähr so wie die Sozialdemokraten zu den Kommunisten: Irgendwann schien
es klüger, es mit ihnen zu halten, um sich die noch radi-
kalere Variante zu ersparen.

Trotzdem bekamen mit jeder Einwandererwelle, die den amerikanischen Kampf gegen das alte europäische Laster Alkohol unterhöhlte, die radikalen Gegner des Trinkens neuen Auftrieb. Es kam zu Demonstrationen. Es kam zu *Pray Ins*. Es kam dazu, daß Amerikas Frauen in die Saloons zogen, sich niederknieten und beteten – in der Hoffnung, daß ihre Männer, ihre Brüder und ihre Söhne wenigstens für die Dauer dieses Gebetes ihr Glas absetzen würden. Wer schon für die Befreiung der Sklaven gekämpft hatte, der machte oft an dieser Front gleich weiter. Der Kampf gegen den Alkohol war hier lückenlos eingebunden in eine amerikanische Agenda des Fortschritts. Es ist insofern vielleicht auch kein Wunder, daß dann selbst Leute wie Henry Ford oder John D. Rockefeller überzeugte Prohibitionisten waren: Betrunkene paßten nicht in den Kapitalismus; sie waren der neuen Komplexität und Geschwindigkeit nicht gewachsen, gefährdeten den Straßenverkehr und waren am Fließband nicht zu gebrauchen.

Das Scheitern der Prohibition war so gesehen weniger ein Rückschlag als ein Etappensieg. Viele haben dadurch noch viel mehr gesoffen. Noch mehr haben aber wesentlich weniger und wesentlich Gesünderes getrunken. Die Masse der Amerikaner hieß eben nicht Fitzgerald. Und den Nebengeschmack von ewigem Freiheitskampf hat die Anti-Alkoholbewegung in Amerika bis heute.

Vielleicht konnte deshalb auch nur in den Vereinigten

Staaten eine Bewegung wie *Straight Edge* entstehen. In den frühen 1980er Jahren war das, als die zweite Generation der Punks mit ansehen mußte, wie die erste Generation mehr oder weniger vollzählig dem Drogentod entgegenwankte. Das große X, das an der Kasse der Konzertclubs diejenigen auf die Hand gemalt bekamen, denen noch kein Alkohol verkauft werden durfte, weil sie noch nicht 21 waren, dieses zum stolzen Signet umgewandelte Brandmal ist seitdem für die Eingeweihten der Popkultur ein Zeichen für Abstinenz in jeder Hinsicht. »I don't smoke, I don't drink, I don't fuck«, brüllt Ian MacKaye, der Kopf der für diese Szene maßgeblichen Band »Minor Threat« in dem Lied »Out of Step«, und er schließt mit: »At least I can fucking think.«

Immerhin die Verwendung von Kraftausdrücken war also noch genehmigt. Das Mönchische dieser Haltung kam der Aggressivität der Musik zwar unzweifelhaft sehr zugute. Aber es wurde mit der Zeit auch zu einem Problem. Die Bewegung nahm, weil Nüchternheit nach Ersatzdrogen sucht, Zuflucht in der Esoterik. Teile wucherten von dort sogar in sonderbar rechtsradikale Gefilde hinein. Der klügere Teil machte weiterhin Musik, bei der dann, meiner Erfahrung nach, auch wieder getrunken werden durfte. Und wurde.

Heute liefern die Vereinigten Staaten verläßlich leidlichen Bourbon in verläßlich unansehnlichen Flaschen –

sowie Jugendliche in Trekkingsandalen, die ihr Glück kaum fassen können, daß sie in Berlin auf der Straße unter meinem Fenster zu jeder Tages- und Nachtzeit trinken können, soviel sie wollen, wovon sie, besonders in den Sommermonaten, mit großem Radau Gebrauch machen. Ich beschwere mich darüber nicht, sondern freue mich mit ihnen. Auch wenn ich natürlich spüre, daß Deutschland in den Augen dieser jungen Amerikaner für das Trinken in etwa das gleiche ist wie Thailand für Sex mit Minderjährigen.

Der letzte Beitrag der USA zur Trinkkultur sind die *brown bags,* die braunen Tüten, in denen die Flasche auf der Straße verschwinden muß. Europäer lachen natürlich darüber und empfinden das als unvorstellbare Gängelung.

Bis sie es in ein paar Jahren selbst so halten werden.

# XII. Auswärts trinken:
## Wie berauscht man sich in der Fremde?

✦

*Wodka in Rußland · Alles mögliche in Dubai ·*
*Kein zweites Glas in Norwegen · Exotisches England ·*
*Frittierte Schokoriegel · Was tun betrunkene*
*Japanerinnen? · Was tun mit betrunkenen Briten? ·*
*Die Endlosigkeit der spanischen Bar · Die Begegnung*
*der Trinkkulturen*

Der große Gegenspieler Amerikas, die andere Supermacht, Rußland, hatte selbstverständlich ebenfalls eine Prohibition. Und genauso selbstverständlich ist, daß die Konsequenzen noch viel weitreichender waren. Als in der Sowjetunion der Schnaps verboten wurde, gab es kurz darauf keine Sowjetunion mehr. Es ist nicht sicher, was die Russen Gorbatschow am Ende übel nahmen: daß er ihnen die Größe nahm oder den Wodka. Vermutlich hängt für die meisten beides zusammen. Die historische Verbundenheit der Russen mit dem Wodka ist weltbekannt und die Unmöglichkeit, daran etwas zu ändern, weithin akzeptiert.

Ich kann nur sagen, daß ich noch nirgendwo auf der Welt so viele Männer gesehen habe, die vom frühen Morgen an volltrunken auf der Straße liegen. Und überhaupt noch nie Frauen, die so dermaßen selbstverständ-

lich auf den Gerüsten von Baustellen die Arbeit der un-
brauchbaren Männer verrichten. Es steht mir nicht zu,
daraus Schlüsse über die sozioökonomischen Gründe
der Frauenemanzipation im Sozialismus zu ziehen. Ich
war nur froh, daß einer wie Waleri uns ins Wodkatrin-
ken einwies: ein sibirischer Offizier, der sämtliche Stan-
dardtänze und Sprachen der Welt beherrschte sowie
vermutlich auch die meisten Foltermethoden. So einer
war Waleri. Wenn einer wie Waleri sagt, nur russischer
Wodka ist Wodka, dann ist das bis ans Ende des Lebens
auch so. Wodka aus Schweden, Deutschland, Westeu-
ropa? Waleri: Parfüm!

Wodka aus Polen, die sollen ihn immerhin erfunden
haben?

Waleri: Njet!

Nur »Russki Standard« aufwärts galt. Und nur Wodka
aus Getreide, nicht aus Kartoffeln. Wir aßen Speck dazu,
Gurken, Heringe. Wir tranken Glas auf Glas. Hundert
Gramm auf hundert Gramm. Waleri sagte, daß das mit
der Mengenangabe in Gramm irgendwie auf den gleichen Mann zurückgehe, der auch das Periodensystem
der Elemente entwickelt hat.

Irgendwann wollte wer singen. Waleri sang natürlich
schöner.

Ich wunderte mich wieder ganz entschieden darüber,
daß etwas, was eigentlich nach nichts schmeckt, so gut
schmecken kann. Dann machte ich mir Sorgen über die

Kopfschmerzen am nächsten Morgen. Aber Waleri sagte mit fester Stimme, das sei ganz und gar unnötig. Wenn man ausschließlich den guten, klaren, unparfümierten Wodka aus Rußland trinke und nichts anderes, wenn man Speck, saure Gurken und ein bißchen Hering dazu esse – und wenn man zum Abschluß, Spezialtrick, ein Glas schwarzen Tees trinke (ganz wichtig natürlich: ohne Zucker!): Dann, so Waleri, werde man schlafen wie ein Baby und am nächsten Morgen frisch und munter und ohne irgendwelche Schmerzen sein.

Und dreimal darf nun geraten werden, wie absolut genau das eintraf.

Es gibt Leute, die sagen, daß Russen über die Jahrhunderte eine genetische Veranlagung ausgeprägt haben, die sie den Wodka anders wegstecken läßt als den Rest der Menschheit.

Ich bin der Überzeugung: Alles ist Kultur und damit erlernbar. Man muß diese Herausforderung nur ernst genug nehmen.

Die sogenannte Globalisierung macht aber auch vor dem Trinken nicht halt. Noch ist es so, daß nahezu jedes Land, jede Region seine eigene, ganz spezifische Trinkkultur hat. Nur man selbst ist jetzt viel häufiger unterwegs und bringt damit zwangsläufig die Dinge durcheinander. Zumindest für eine Übergangszeit sind damit peinliche Mißverständnisse geradezu programmiert, und man sollte sich vielleicht anstandshalber zumindest theoretisch damit auseinandersetzen, wer wann was trinkt und wie und warum.

Exotische Länder sind dabei noch das geringste Problem. Wer sich strikt an Flaschenbier hält, trinkt in jedem Fall das Gesündeste, was er vermutlich kriegen kann. Wer sich auf einheimische Schnäpse einläßt, ist hingegen selber schuld, wenn er am nächsten Morgen nicht mehr hochkommt. Aber wer trinken will, wird überall zu Trinken finden. Nicht einmal in den Arabischen Emiraten sollte es ernsthafte Probleme geben. Wer es ohne einen Drink dort nicht aushält, wofür es gute Gründe gibt, der nimmt den Fahrstuhl und setzt sich in die »Sky-Bar« eines der vielen Hotelhochhäuser. Da, wo man den Muezzinnen gewissermaßen von oben auf den Turban schauen kann, geht es zuverlässig rund. Man muß dann nur sehen, wie man mit den betrunkenen Britinnen fertigwird – und ich habe noch nie so dermaßen haltlos und lasziv herumkrakeelende Britinnen erlebt wie in Dubai. Nicht in London. Und noch nicht einmal in Berlin.

Problematisch wird es viel eher in den naheliegenden Ländern, weil man es dort nicht unbedingt erwartet.

Zum Beispiel Norwegen. Wir waren auf einer Pressereise da, es gab ein Dinner beim Lions Club von Oslo. Das Essen war vorzüglich, von dem enormen Wildlachs konnte man sogar Nachschlag bekommen, wenn man wollte. Nur als ein Kollege aus Süddeutschland zu der Weinflasche griff, die in der Mitte des Tisches stand, und sich ein zweites kleines Glas Rotwein einschenken wollte: Da erstarben schlagartig sämtliche Gespräche. Entsetzte Blicke galten dem Ahnungslosen. Peinlich berührt wurde sich geräuspert. Sie hatten uns einen Flug in dieses auf Erdöl schwimmende Land spendiert, wir waren durch einen Flughafen gekommen, der mit edleren Materialien ausgestattet war als eine Villa auf Sylt, wir waren in einem Hotel untergebracht, das wir uns privat nie hätten leisten können – vielleicht wären am Ende auch Rentierjagden in diamantbesetzten Hundeschlitten aus purem Platin drin gewesen.

Aber ein ZWEITES Glas Rotwein: Das sprengte entschieden den Rahmen!

Wußte der Kollege aus Süddeutschland eigentlich, WIE TEUER das war?

Ich möchte den Norwegern im besonderen und den Skandinaviern im allgemeinen meine Hochachtung aussprechen zu ihrer Alkoholpolitik. Diese konsequente Verknappung und Verteuerung kommt mir vor wie eine diätetische Praxis zur Luststeigerung, wie ein Keuschheitsgelübde bis zur Hochzeitsnacht oder wie das, was die Katholiken in ihrer Fastenzeit haben und die Moslems in ihrem Ramadan: eine Enthaltsamkeitsübung, um es dann umso heftiger krachen zu lassen.

Jeder, der schon einmal auf einer Ostseefähre war, weiß, was ich meine.

Getränke und fremde Länder: Das ist ein unerschöpflicher Quell kultureller Mißverständnisse, die oft genug blutige Folgen haben. Am schlimmsten ist das natürlich in England, dem exotischsten Land der Erde, von dessen Sitten und Bräuchen niemand wirklich etwas weiß, weil niemand lange genug hinfährt.

Auch ich war immer nur nach London geflogen, um draußen am Flughafen Geld aus dem Automaten zu ziehen, eine Fahrkarte in die City zu kaufen, gleich wieder Geld zu ziehen, in die City zu fahren, meinen Job zu erledigen, Geld zu ziehen, ein paar Museen zu besichtigen, schlecht zu essen, Geld zu ziehen, Geld zu ziehen, Geld zu ziehen, in Stehschränken zu übernachten, die sie einem als Hotelzimmer verkaufen, noch einmal Geld zu ziehen und wieder zurück zum Flughafen zu fahren. Gern wäre ich einmal für länger geblieben, eine Woche oder so, aber es fehlte irgendwie immer an dem Vermögen, das man dafür braucht. Oder, um ganz ehrlich zu sein, an der Lust, in den Ferien dahin zu fahren, wo es garantiert nicht sonnig ist.

Aber dann gewann ich eines Tages einen Preis. Die Geschichte ist mir ein wenig unangenehm, aber sie ist lehrreich. Irgendein Trampel aus der Reiseredaktion hatte einen Text von mir eingereicht, und ich gewann einen Reisegutschein. Der Reiseveranstalter, von dem der Gutschein stammte, bot aber nur Rentnerreisen an. Und Sprachreisen für Jugendliche. Zum Beispiel zwei

Wochen London mit Hotel am Hyde Park. Der Reiseveranstalter fragte, ob das mein Ernst sei. Ich sagte, das sei mir zumindest lieber als eine Flußkreuzfahrt mit Hundertjährigen. Und dann verbrachte ich eben zwei Wochen in London am herrlichen Hyde Park.

Es war Mai, und es regnete durchaus nicht immer. Eines Abends traf ich in der Royal Albert Hall auf den großen Münchener Dichter G. mit seiner bezaubernden Ehefrau. Er hatte ihr den Ausflug als Überraschung organisiert, mit Konzertkarte und Übernachtung in einem extrateuren Hotel; sie waren in Feierlaune. Ich sowieso. Und so stießen wir mit *Gin & Tonic* darauf an. Nachher bekamen wir Hunger und aßen irgendwo *Fish and Chips*, was sonst? Im Fernseher liefen die letzten Minuten eines Fußballspiels; Chelsea ging gegen Manchester unter, das Spiel war in London, aber alle Londoner schienen irgendwie für Manchester zu sein. Einer ließ sich vor Freude einen Mars-Riegel ins Frittierfett werfen. Ein neuer Trick aus Schottland, erklärte er: frittierte Schokoladenriegel. Dann sei der Magen inwendig einmal komplett ausgekleidet mit Zucker und Fett; anschließend könne ernsthaft getrunken werden. Und das tat er dann wohl auch.

Wir dagegen nahmen unseren Absacker in der Bar ihres Hotels am Grosvenor Square, im feinen Mayfair, wo eine ältere Japanerin spektakuläre Obszönitäten herumkrakeelte. Die Frau war allerdings auch spektakulär betrunken. Ich weiß gar nicht mehr, was mich mehr erstaunte. Daß eine Japanerin in der Öffentlichkeit solche Sauereien von sich gab. Oder daß eine Japanerin dermaßen hemmungslos pichelt, wo es doch immer heißt, daß Asiaten genetisch oft weniger gut darauf ausgelegt seien, Alkohol wegzustecken als zum Beispiel Europäer. Vermutlich hing beides aber zusammen. Leise präludierte das Piano, in den Gläsern sangen dazu die Eiswürfel ihr klackerndes Lied, und aus der Ecke der Japanerin wogte in Abständen euphorisches Gekrächz herüber voll von *dicks* und *pussies*. Die Frau, so erklärte mir mein kundiger Begleiter, habe in ihrer Jugend verschiedenen englischen Rockstars als Muse gedient, daher ihr womöglich etwas überraschender Wortschatz.

Während wir da nun in den samtenen Möbeln versunken am Whiskey nippten und den vulgären Verlautbarungen lauschten, löste sich aus einer Gruppe an der Bar ein junger Kerl und kam zu uns herüber. Er hatte ein Gesicht, das exakt genauso rot war wie sein Shirt, und das war ein Shirt in dem sehr roten Rot von Manchester United. Ein echter *Manc*, wie er sagte, er habe das Spiel in London gesehen, freue sich über den schönen Erfolg und trinke nun hier darauf. Da er sehr groß und sehr dick war, paßte offensichtlich auch eine Menge in ihn hinein. Ich wunderte mich zwar, daß er ausgerechnet in einem derart teuren Hotel gelandet war, um seinen Sieg zu begießen. Aber er erklärte, daß er ein erfolgreicher

Immobilienmakler sei und nur nebenher und zur Feier des Tages Fußballprolet.

Und dann erklärte er mir noch etwas: seine Liebe.

Der dicke rote Mann legte seine Pranke um meine Schulter, zog mich zu sich heran und sagte: »I love Germans.«

Naß bebte seine Unterlippe; aus seinem Gesicht wehte ein Wind aus Bier, Gin und Kartoffelchips.

»Und ich liebe den britischen Humor«, murmelte ich, mehr aus Höflichkeit.

Ein Berg aus rotem Fleisch, schwankend, in meine Richtung kippend … Ich bekam es ehrlich mit der Angst.

G. lag mit seiner Frau in den Polstern und kriegte sich kaum noch ein vor Freude.

Was dann passierte, ist nur vergleichbar mit der Verwandlung von Dr. Jekyll in Mr. Hyde. Der rote Mann war plötzlich über mir, vor mir, neben mir, er war überall, und er fauchte, ich solle ihn verdammt noch mal ernstnehmen, das sei kein Scheißspaß hier, er meine das WIRKLICH.

»I LOVE Germany!« brüllte er, so daß auch die anderen in der Bar aufmerksam wurden.

»Love ME!« krähte von der anderen Seite des Raumes aus die Japanerin.

»I love Beckenbauer. I love Adolf Hitler. And I love you!« sagte der sehr große, sehr rote und sehr betrunkene Mann mit großer Überzeugung.

Von einem Moment auf den anderen schaute er wieder ganz lieblich und wollte mir seine großen, fleischigen Hände auf die Schultern legen.

»Bitte nicht anfassen«, sagte ich. Und, leicht hysterisch zu G. hin gesprochen: »Ich baller dem gleich eine.«

Das war, ehrlich gesagt, weniger eine Ankündigung als ein Aufschrei von Panik und Hilflosigkeit. Wie jeder weiß, ist es, wenn die Übermacht dermaßen rot und erdrückend ist, klug, die Sache kurz zu halten. Ein herzhafter Stoß auf das Ohr schien mir erwägenswert. Wer betrunken ist, hat erstens einen Tunnelblick und kann eine Hand, die von der Seite kommt, nicht sehen. Außerdem gibt ein Stoß aufs Ohr dem Gleichgewichtssinn endgültig den Rest, mit ein bißchen Glück erledigt sich dann die Sache von selbst. Hier hatte ich nur Angst, dieses Riesenohr könnte meine Faust irgendwie verschlucken. Ein Ohr wie ein Baseballhandschuh. Ich hatte, für einen kurzen Moment, tatsächlich Angst, der Engländer hält mit seinem krempigen, wulstigen Ohr meine Hand fest und dreht sie um und bricht mir den Arm oder so etwas. Ich hatte dann nach seiner Kinnspitze Ausschau gehalten, aber da war nichts Spitzes, und was seine Zähne betrifft, so hatte das britische Gesundheitssystem nichts übriggelassen, was diesen Namen noch verdient hätte. Gemessen an seiner Massivität bot dieser Mann erstaunlich wenig Angriffsflächen.

G., der sich mittlerweile in den Kissen geradezu rollte

vor Vergnügen, G. mit seiner ganzen Erfahrung aus Tausenden London-Aufenthalten und Cockney-Rejects-Konzerten, G. gab mir schließlich, ganz väterlich, den Rat: »Engländer, wenn sie betrunken sind, immer nur wegschieben; niemals schlagen!«

Man glaubt so etwas ja immer nicht, bis man es sich einmal traut.

In Todesangst schloß ich die Augen, schob die Hände nach vorn in die Körpermassen des roten Mannes hinein, und siehe: Er bewegte sich. Langsam ließ er sich nach hinten schieben wie ein Sack voller Gelee. Dies gab seinen Freunden an der Bar offenbar das Signal, sich um ihn zu kümmern. Geradezu rührend nahmen sie ihn zu sich und entschuldigten sich für sein Verhalten. Er sei noch jung, habe ein bißchen viel getrunken, meine es gewiß nicht böse. Dann brachten sie den großen, breiten, roten Mann ins Bett. Und er ließ es leise brabbelnd geschehen.

Am nächsten Morgen fuhr ich, aus einem Gefühl der Läuterung heraus, tatsächlich einmal zu der Sprachschule, in der ich dank meines Reisegutscheins immerhin ja angemeldet war. Ich saß da zwischen dem Sohn eines japanischen Auto-Managers und einer thailändischen Zahnärztin. Beide verstanden nur wenig Englisch, und das englische Leben, das verstanden sie gar nicht.

Der Lehrer versuchte der Thailänderin die Vokabel »to inhibit« zu erklären. Der Beispielsatz, der ihm dazu einfiel, der besagte ausgerechnet, daß Engländer ihre »inhibitions«, also ihre Hemmungen, verlieren, wenn sie trinken. Und wenn sie ihre Hemmungen durch das Trinken erst einmal abgelegt hätten, so fuhr der Lehrer landeskundlich fort, dann neigten die Engländer dazu, die Steifheit, die ihnen immer nachgesagt wird, gewissermaßen überzukompensieren. Dann erklärten Engländer eben gerade auch völlig Unbeteiligten ihre Zuneigung. Wenn diese Zuneigung dann brüsk zurückgewiesen wird, dann würden sie natürlich sauer.

Neunzig Prozent aller Kneipenschlägereien mit Ausländern entstünden auf diese traurige und vermeidbare Weise, so der Lehrer.

Die Thailänderin und der Japaner staunten über diese Mechanismen genauso wie ich einen Abend zuvor. Immerhin konnte ich mich mit der Wendung »Nicht schlagen, nur schieben!« in den Unterricht einbringen. Englischstunden lohnen also immer.

Soviel zu England. Das genaue Gegenteil dazu heißt Spanien. In jeder Beziehung. Die beiden Pole der europäischen Trinkkultur liegen in London und Madrid. Wo im britischen Pub alles Teppich, Tradition und dunkles Holz ist, hat die spanische Bar im Idealfall nicht viel mehr als Neonlicht und Kacheln – den Rest machen die Menschen. Unterschiedliche Breitengrade bringen auch beim Trinken unterschiedliche Bedürfnisse hervor, also andere Bars. Wo es draußen die meiste Zeit des Jahres kühl ist und regnet, ist beim Trinken dunstige Gemütlichkeit gefragt, warmes Funzellicht und dunkles Holz mit Ornamenten: gestalterische Signale von Gediegen- und Geborgenheit. Das hat dazu geführt, daß die standardisierbaren Grundelemente eines Pubs als erkennbare Kulisse in jedem Flughafentransitbereich der Welt aufgestellt werden können – was sie ja auch werden. Mit der spanischen Bar von der Straßenecke ginge das nicht. Passanten würden auf ein öffentliches Schwimmbad tippen oder eine Schlachterei.

Wo es draußen überwiegend heiß und sonnig ist, hat eine Bar nicht die Aufgabe, auch noch warm und anheimelnd zu sein. Es geht im Gegenteil um Kühle und Erfrischung, auch geistig. Entsprechend die Materialien, entsprechend auch das Licht. Nur Nordeuropäer können hier auf die Idee kommen, Ungemütlichkeit zu monieren, nur weil die Neonröhre flackert, alle fünf Minuten jemand mit einem großen Besen alles wegschiebt, was auf den Boden geworfen wird, Servietten, Zigarettenstummel, Essensreste, weil durchgängig der Fernseher plärrt, und weil sich alle drei Minuten eine Fliege mit lautem Peng in den elektrischen Insektenkiller über der Tür verabschiedet. Immerhin sind die Wände oft durchgängig in warmen Fleischfarben gehalten, dank der Schinkenkeulen, die da an den Kacheln hängen wie die Schuppen an einem Fisch …

Noch heute stehe ich jedesmal in rasender Begeisterung vor den Zinktresen solcher spanischen Bares und Cervecerías, bestelle meine *caña* und freue mich, wenn mir mit Torero-Geste ein Zahnputzbecherchen voll schaumlosen Bieres hingeknallt wird. Oder ich bestelle einen *Vermouth del grifo*, einen roten Wermut, der tatsächlich aus dem Zapfhahn kommt, genau wie das Bier. Dann nippe ich einen kleinen Schluck – und danach bleibt das Glas erst einmal stehen. Mindestens eine halbe Stunde lang. So will es die Landessitte. Man ist ja nicht zum Trinken hier, sondern um Kommentare über die Situation von zum Beispiel Real Madrid abzugeben – und darüber seinen Drink weitgehend zu vergessen. Jedenfalls sollte immer noch so viel im Glas sein, daß nach der endgültigen Klarstellung sämtlicher Verhältnisse durch den Sprechenden ein kräftiger letzter Schluck genommen werden kann – mit der Bedeutung eines »Basta!«.

Redseligkeit schützt vor Leberschäden, das ist das ganze Geheimnis des Südens. Große Gesten und kleine Portionen. Und durchgängige Verfügbarkeit. Die spanische Bar ist ein zeitliches und räumliches Kontinuum: Getrunken werden kann und darf praktisch jederzeit und überall. Die Zahl der gastronomischen Betriebe ist in den großen Städten Spaniens noch heute dermaßen gigantisch, daß man den Eindruck hat, in jedem zweiten Haus eine Kneipe zu finden. Seit Jahren wird allerdings in den Medien das stille Sterben der kleinen spanischen Bar beklagt (so wie in Berichten aus England das der Pubs und aus Frankreich das Verschwinden der Baguettes). Das heißt, es hat noch vor wenigen Jahrzehnten in vielen Gegenden buchstäblich in jedem Haus eine Kneipe oder ein Restaurant gegeben, oft sogar mehrere.

Was jemand sieht, der sich Spanien anschauen will, sind in allererster Linie Trinkstätten. Was er so gut wie nie sehen wird, das sind *borrachos*, Betrunkene. Wer in Madrid die borrachos sehen will, muß schon in den Prado gehen, wo ein berühmtes Gemälde von Diego Velázquez hängt, welches man, sozusagen mit Spitznamen, so nennt. Eigentlich heißt es »Bacchus« oder »der Triumph des Bacchus« oder auch »Bacchus erobert Spanien«. Eine Runde sonnengegerbter Bauern ist zu sehen und ein Bacchus, der aus weißem Marmor oder auch aus Speck zu bestehen scheint. Er setzt den Bauern Kränze aus Weinlaub auf den Kopf, die Bauern trinken und freuen sich. Die Kunsthistoriker haben immer viel zu deuten gehabt an dem Bild. Ist es eine Karikatur? Ist es eine Kritik an der Trunksucht? Oder ist es doch ganz einfach das, wonach es aussieht – eine Feier der Feierlichkeit?

Aber wenn Bacchus die Spanier mit seinen Segnungen erobert haben soll – wo sind dann die Eroberten? Anders als in London sieht man in Madrid nie jemanden mit eingenäßter Hose vor der Kneipe liegen. Befinden sie sich in einem bis heute währenden Widerstandskampf?

Nirgends ist das Nachtleben so laut und so überbordend wie in den Straßen Spaniens, nirgends wird so viel Kokain konsumiert (doch, das ist erwiesen, man kann das an der Belastung der Abwässer nachweisen), und nirgends wird ganz allgemein so energisch gefeiert. Aber so richtig hart gesoffen? Wird komischerweise dabei nicht.

Vielleicht kommt man nicht dazu, weil immer viel zu viel zu reden, zu knutschen, zu fluchen und zu lachen ist. Ich habe dort zwar Biergläser gesehen, die einen ganzen Liter faßten, wie in Bayern, aber dann teilten sich da den Abend über bis zu acht Leute hinein, und da sie auch beim Trinken im allgemeinen nicht aufhörten zu reden, wurde der Humpen praktisch nie leer. Trunkenheit, Blackouts und Alkoholismus sind nichts, worauf einer übertrieben stolz wäre dort. Jedenfalls kam mir das immer so vor. Und offenbar sahen die Spanier das selber auch immer so.

Bei dem Barockdichter Baltasar Gracían, der etwa zur gleichen Zeit wirkte wie Velázquez, stellt sich der Triumph des Bacchus in Spanien etwas anders dar. In seinem großen Welterklärungs-Roman, dem »Criticón«, wird der Weingott zu einem betrügerischen Krämer, der seine Ware in Schläuchen auf ein Maultier packt und in den Ländern Europas anpreist, zuerst in Deutschland. Die Deutschen kosten ausgiebig und sind überwältigt. Um das, was die Deutschen zuviel hatten, wieder auszugleichen, füllt der Maultiertreiber die Weinschläuche mit Wasser aus der Schelde auf. (Aus der Schelde deshalb, weil unter die Deutschen damals auch die Niederländer gezählt wurden.) Die Franzosen, denen er den gestreckten Wein danach dann andreht, macht er immerhin noch »lustig« und bringt sie zum »Pfeifen und Hüpfen«. Als er endlich nach Spanien kommt, ist der Wein aber dann schon dermaßen verdünnt, daß er praktisch gar keine Wirkung mehr hat. »So haben denn alle diese Völker weitergetrunken: die Teutschen pur, nachgeahmt von den Schweden und den Engländern, die Franzosen spülen schon einmal die Trinkschale mit Wasser, die Spanier aber trinken dünnen Trester.« Angeblich aber nur, »um nicht unter der Gewalt des Weines das Geheimnis ihres Herzens preiszugeben«.

Was auch immer die Geheimnisse eines spanischen Herzens sein mögen, noch weniger ratsam war es sicher, gewisse Geheimnisse des Glaubens preiszugeben: Wir sprechen von einem Land mit umsichtiger Inquisition.

»Zweifelsohne ist das der Grund gewesen«, heißt es bei Gracián, dem alten Jesuiten, nämlich weiter, »weshalb die Ketzerei in Spanien nicht Fuß fassen konnte wie in anderen Provinzen, weil die Trunksucht dort nicht Einzug gehalten hat. Das sind unzertrennliche Kumpaninnen, nie werdet ihr die eine ohne die andere sehen.«

Trinken, hatten wir gesehen, kann eine religiöse und eine soziale Handlung sein. Warum nicht auch eine soziale und religiöse Zwangshandlung? Ich könnte mir vorstellen, daß die spezielle Trinkkultur der Spanier uralte kulturkämpferische Wurzeln hat, daß die Mäßigung ein Produkt der Angst ist, so wie der Segelkurs des Odysseus zwischen den zwei Seeungeheuern: Auf der einen Seite darf man nie so viel trinken wie so ein bierseliger Lutheraner, auf der anderen Seite aber schon gar nicht so wenig wie ein Moslem. Was empfiehlt sich aber, wenn man von katholischen Fanatikern nicht als heimlicher Moslem oder Protestant denunziert werden will? Zu jeder Tages- und Nachtzeit mit einem Gläschen gesehen zu werden – und dazu demonstrativ Teile vom Schwein zu verzehren. Den Schinken, die Ohren, und als Snack auch die frittierte Haut ...

Die mediterrane Lebensweise, die einem Ernährungs- und Gesundheitsexperten so oft empfehlen, läuft im Grund auf das Pegeltrinken hinaus. Auf Alkohol als Alltag. Als Normalität.

Italienische Wirte vermitteln ihren Gästen überall auf der Welt mit Erfolg, daß es eine Kultur- und Sittenlosigkeit wäre, zu ihrem Essen keinen Wein zu nehmen. Und der Grappa aufs Haus, der immer mit der Rechnung kommt, der müßte, Gewohnheitsrecht, inzwischen sogar einklagbar sein.

Als unveräußerliches Menschenrecht gilt der Wein natürlich vor allem dort, wo der beste davon herkommt, in

Frankreich. Ein Kollege, der zur Hälfte Franzose ist, berichtet jedoch, seine französischen Großeltern beklagten neuerdings eine geradezu »faschistische Polizei«, die unbescholtenen Franzosen mittlerweile schon im Straßenverkehr auflauere, um ihnen die Flasche Wein madig zu machen, die zu einem Mittagessen aber doch nun einmal dazugehöre. Seltsame Zeiten seien das, vermerkte der Großvater aus dem Bordelais wieder und wieder. Er sei ja aufgeschlossen, die Menschen flögen zum Mond heutzutage und lebten in wilder Ehe, alles sei möglich in diesen Zeiten, warum also nicht auch Wein von sonstwoher, sogar von der Loire oder noch exotischeren Orten, dem Ausland am Ende... Nur für ihn sei das nichts, er sei zu alt; aber wenigstens seine Flasche Bordeaux zum Steak am Mittag, die solle man ihm bitte lassen, mehr verlange er gar nicht.

Das alte Europa! Auch in diesem Punkt vermutlich vom Verschwinden bedroht. Globalisierung und Angleichungsdruck innerhalb der Europäischen Union werden auch vor den gewachsenen Trinkkulturen kaum haltmachen.

Aber an solchen Punkten ist immerhin noch spürbar, daß Europa jahrtausendelang zweigeteilt war. In einen Süden und in einen Norden, in Weinländer und in Bierländer. In Gegenden, die das Trinken als etwas Alltägliches behandeln – und in solche, die das Trinken bewußt

146

als feierlichen Exzeß betreiben. Nehmen wir Spanien und Schweden als geographische wie trinkkulturelle Extreme. Hier täglich, aber wenig. Dort gelegentlich, aber dann gewaltig. Zwei entgegengesetzte Konzepte, mit der Sache umzugehen. Sollen Suchtexperten entscheiden, welche sie besser finden (die einen sagen so, die anderen so, wie immer).

Aber welches Land liegt, geographisch und folglich auch in den Trinksitten, mal wieder in der Mitte?

Genau. Deutschland.

# XIII. Heißt das Paradies des Trinkens Deutschland?

*Trinken – nationales Wesensmerkmal der Deutschen ·
Weinländer und Bierländer · Trinkspiele · Kirmes und
Erster Mai · Lob des Kölner Karnevals · Lob des
Münchner Oktoberfests · Trinken gegen den Terrorismus*

In Deutschland werden beide Trinkkulturen, die mediterrane und die nordische, traditionell kombiniert: jeden Tag – und dann aber so richtig.

»Die Alkoholkultur in Deutschland ist ein nationales Desaster«, ließ der Leiter der Deutschen Hauptstelle für Suchtfragen im Jahr 2010 verlauten.

Man könnte auch sagen: Sie ist ein nationales Wesensmerkmal. Wenn den Deutschen, die ja nun wirklich schon für vieles gerühmt und für noch viel mehr geächtet wurden, eines wirklich seit Urzeiten nachgesagt wird, dann ist das ihre Spitzenstellung im Trinken.

Das hat Tacitus bereits über die alten Germanen geschrieben, und da er es ja auch nur abgeschrieben hat, muß es schon vorher zum Allgemeinwissen der römischen Welt gehört haben. Graciáns Alkoholtiraden spielen in einer »bacchischen Behausung«: dem »teutschen Palast«. Und dann gibt es noch die sogenannte Völkertafel aus der Steiermark. Ein Gemälde aus dem frühen

18. Jahrhundert ist das – und eine Art Gründungsur-
kunde der Nationalklischees. Ein unbekannter Maler
hatte darauf den Völkern Europas ihre vermeintlich
typischsten Eigenschaften zugeordnet; und das Ergebnis
ist unzweifelhaft. Hier nur ein paar Beispiele:

Unterpunkt »Vorlieben«:
Spanier: Ehre und Ruhm
Franzosen: Krieg
Deutsche: Trinken

Unterpunkt »Zeitvertreib«:
Spanier: Spielen
Franzosen: Betrügen
Deutsche: Trinken

Schließlich der Punkt »Ihr Lebensende«:
Spanier: Im Bett
Franzosen: Im Krieg.
Deutsche: Im Wein.

Die meisten ethnischen Stereotypen gelten heute als gest-
rig. Manche aber bleiben hängen. Zum Beispiel dieses.
   Vielleicht liegt das gar nicht nur an den konsumierten
Mengen, vielleicht liegt es auch daran, daß Deutschland
eben in der Mitte liegt, daß sich hier alles trifft – und sich
dadurch die Dinge zu größerer Auffälligkeit steigern.

In Deutschland trifft an Rhein und Main seit der Antike der Süden mit seiner lateinischen Weinkultur auf einen Norden, in dem Trinkfestigkeit zur herausragenden Göttertugend zählt.

Im germanischen Himmel wird ja praktisch pausenlos gesoffen. Das Walhalla, auf das heute noch etliche Skinheads vertrauen, ist in erster Linie der Ort, an dem die toten Krieger in alle Ewigkeit saufen dürfen. Und Thor, der ständig zu Wettkämpfen aufgefordert wird, ist es egal, ob die Disziplin Hammerwerfen oder Kampftrinken heißt. Wer voll vom Met am Strand der Nordsee steht, der denkt sich eben auch die Gezeiten als einen Versuch der Götter, im Wettkampf das Weltmeer auszuschlürfen. Jeder Schluck eine Ebbe. Und jede Flut?

Kann man sich denken. Die Mythologie der alten Germanen hat da etwas herzhaft Lebensnahes: Zechen ist ja selbst ein ewiges Rein und Raus der Flüssigkeiten, und etwas grundsätzlich Ozeanisches hat das Bier bis heute. Etwas Unerschöpfliches. »Der Stoff muß vorhalten«, und: »Am Bier wird nicht genippt«, wußte Ernst Jünger, der vielen eher als Weinkenner bekannt ist, als einer, der zum Beispiel Aufschlußreiches darüber zu schreiben verstand, wie man durch ein Glas Burgunder auf das in Brand geschossene Paris zu schauen hat. Aber seine Abenteuer trieben ihn durchaus auch in die »Nebelländer« des Nordens, wo der Wein nicht hinpasse, wo eben Bier getrunken werde, wo »die Menge des Stoffs wesentlich« sei, jedenfalls wesentlicher als die Qualität. In die Bierländer, wo kein Dioynsos feinsinnig herrscht, sondern sein Gegenspieler, der grobe Biergott Gambrinus. In seinem Reich wurden kugelförmige Pokale erfunden, die man nur auf der Öffnung abstellen konnte, die man also leeren mußte, wenn man sie loswerden wollte. Sein Vermächtnis ist der deutsche Grobianismus: die derben Saufscherze vor allem der deutschen Studenten, das Zwangsgesaufe im Convent, im Corps, in der Burschenschaft, das Gesaufe vor und nach der Mensur, das heißt, der Einsatz scharfer Fechtwaffen gegen Gegner, die man dann doppelt sieht. Mit alldem kann, wer will, sich bis heute noch auseinandersetzen, weil es all das ja noch gibt. Zumindest in Spuren, als Reste oder als Parodie. Es gibt, gerade in den kleineren Universitätsstädten Westdeutschlands, immer noch genügend Burschenschaften, in denen man auf Befehl Trinkstiefel leeren kann und solche Sachen. Wem das zu rechtsextrem ist, wird jederzeit in der Nachbarschaft eine Kneipe finden, wo er sich bei einem internationalistischen Mojito darüber erregen kann.

Das ist auch schon wieder so eine wunderbar dionysische List: Das Trinken vereint nicht nur, es trennt auch hervorragend!

Es sitzen ja auch die einen auf ihren Fincas auf Mallorca und lassen sich mit Rioja vollaufen, während die anderen am Ballermann ihre Strohhalme in den Sangria-

Eimer schieben. Natürlich hassen und verachten die auf den Fincas die am Ballermann, aber das hat vielleicht mehr mit dem Alter zu tun als mit den Trinksitten. Ich glaube, die bittere Wahrheit ist: Die Deutschen am Ballermann haben hinterher noch Sex, die Deutschen auf den Fincas haben Falten und Zirrhosen.

Entscheidend ist die Pluralität der Trinkstile. Und was das betrifft, ist Deutschland wirklich ausnahmsweise ein vorbildliches Land. Hier gibt es alles. Bierkenner, die wie Sommeliers daherreden können, und Weintrinker, die Komasaufen betreiben. Es gibt wenige Länder auf der Erde, in denen man Bauarbeiter ihr Feierabendbierchen schon in der Bahn oder im Bus trinken sehen kann. Und daß die Freiheit, mit einer Flasche in der Hand einfach in die Stadt hineinlaufen zu können, mittlerweile ein Faktor des Tourismus ist, das, ich hatte es erwähnt, wird von den unterdrückten jungen Menschen, die Easy Jet aus aller Welt unter mein Fenster gebracht hat, jeden Abend lautstark begrüßt und gefeiert. Kleine Wartburgfeste sind das, die mich immer wieder daran erinnern, daß das Trinken und das Rauchen, daß also die Machtergreifung über den eigenen Leib und die eigene Stimmung einen revolutionären Akt darstellen, eine sogenannte Errungenschaft des Volkes. Es erinnert mich daran, daß sich in diesem Trinken immer die Möglichkeit des Trinkens selber feiert. Und dann verzichte ich darauf, die jungen Menschen zur Ordnung zu rufen oder mit der Polizei zu drohen; dann schließe ich das Fenster, denn dazu ist es ja da, und mache mir zur Not selber eine Flasche auf. Deutschland ist heute ein Land, in dem jeder nach seiner Façon betrunken werden kann. Es gibt jede Art von Trinkritualen und Trinkspielen – und es gibt den befreiten Totalexzeß, der, weil wir ja schließlich in Deutschland sind, aber auch wiederum etwas Regelhaftes und geradezu Pünktliches hat.

Jeder Herbst kennt die Weinfeste auf den Dörfern – die Kirmes, die nichts taugt, wenn es keine Schlägerei gibt am Ende. Und kein Mai kann beginnen, ohne daß angetrunken um den Maibaum gerungen würde. In Werder an der Havel bei Berlin tobt dann immer das Baumblütenfest, aus den Gärten heraus wird Obstwein eingeschenkt, der einen nach zwei, drei Gläschen beinahe von den Beinen holt. Dann fangen auch junge, muskulöse Männer schon in der Mittagshitze an zu taumeln, und manch einer stützt sich mit der Faust auf der Nase des Nächsten ab. Und wer meint, das liege daran, daß die Jugend immer mehr verrohe, der kann ja mal bei Tucholsky nachlesen, daß schon in den Zwanzigerjahren die Züge, die aus Werder zurückfuhren nach Berlin, in zwei Gruppen von Passagieren geteilt waren: zum einen die Betrunkenen, zum anderen die Verhauenen.

Weil Werder aber später dann in der DDR lag und die Westberliner nicht mehr ohne weiteres hinkamen zum Trinken und Hauen, wurde 1987 in Kreuzberg der Revolutionäre Erste Mai erfunden. Die, die ihn erfunden haben, werden sicher andere Gründe aufführen, aber der Effekt ist praktisch der gleiche: Erst wird bei schönem Wetter viel getrunken, dann wird über die Stränge geschlagen. Ritualhaft beklagen am nächsten Tag Polizei wie Medien das Ritualhafte an den Ereignissen. Vielleicht wäre es aber einfacher und sinnvoller, das Ritual als solches anzuerkennen und mit Toilettenhäuschen auszustatten. Die revolutionäre Folklore spielt für die meisten Teilnehmer letztlich schon seit Jahren kaum noch eine andere Rolle als der Rosenmontagszug für den Kölner Straßenkarneval – es ist der Anlaß, aber entscheidend ist das Drumherum.

Auch der Karneval war ja einmal ein revolutionäres Ritual, oder eine ritualisierte Revolution, ein Element im Freiheitskampf. Daher sind Prunksitzungen mit ihrem »Tataa« und ihren Vereinsmeierkostümen auch strukturell dem durchritualisierten Burschenschaftsgesaufe mit seinem ebenfalls durchritualisierten Studenten-Jokus-Getue so ähnlich. Beides sind verspießerte Restbestände der Revolution von 1848. Und beides hat wiederum Emanzipationsbewegungen provoziert, die in dem einen Fall, grob gesagt, Studentenbewegung oder Kommune 1 hießen – und in dem anderen Weiberfastnacht und Straßenkarneval. In jedem Falle ging es darum, daß Frauen mehr mitmischen wollten und sollten, was ja immer nur begrüßt werden kann.

Nichts teilt die Menschheit so strikt in zwei einander streng verständnislos gegenüberstehende Gruppen wie speziell der Kölner Karneval. Nämlich in die, die ihn hassen. Und in die, die schon einmal dabeiwaren.

Karneval verkörpert alles, ALLES, was einem aufgeklärten Großstadtbewohner zutiefst zuwider sein muß: Brauchtum, Massengeschunkel, schlechter Geschmack. Ein Großstadtbewohner, ein aufgeklärter und kultivierter zumal, braucht solche Atavismen nicht; in der Großstadt ist immer Kirmes. Heiterkeit nach dem Terminkalender, verordneter Frohsinn, überhaupt das massiv Massenkulturelle und gleichgetaktet Schunkelnde an der Sache, das sind alles Dinge, die regelrechte Aversionen und politische Abwehrreflexe hervorrufen. Deshalb ist ein habituelles Angewidertsein jedenfalls für Menschen mit Abitur geradezu verpflichtend. Und deshalb gehört es geradezu zu den Geboten des Nonkonformismus und zu den letzten großen intellektuellen Abenteuern, sich einfach mal mittenhinein zu schmeißen. Denn wo das automatisch nachgeplapperte »Igitt« zum Mainstream wird, ist Mitmachen am Ende die kritischere Haltung. Klar, das geschieht nicht aus Lust, sondern aus Angst. Aber darum geht es ja. In Kreuzberg die Nächte lang werden lassen, kann jeder. Zur Weiberfastnacht nach Köln – das erfordert Mut und Leberstärke.

Ich sehe mich noch am Abend zuvor, in einem spektakulär häßlichen, dafür aber auch zum Totlachen teuren

Hotelzimmerchen liegen. Draußen, hinter der quadratischen Verbundfensterscheibe, wäre irgendwo der Dom zu sehen, wenn nicht eine mit Wut blickdicht gehäkelte Gardine davorhinge. Das Fernsehen spuckt eine dieser trübsinnigen Karnevalssitzungen in das Zimmer, Männer mit gezwirbelten Schnauzbärten sprechen zu mir und verschlucken bei jedem L ihre Zunge; wenn das Orchester einen Tusch spielt, weiß man, daß es eine Pointe gegeben haben muß. Dann zeigt das Fernsehbild Lokalpolitikergattinnen, denen Tränen der Freude durch die Schminke rollen. Sehr traurig und beklommen liegt man da auf seinem Bett, und später träumt man, dieses sogenannte Rheinland mit seiner angeblichen Fröhlichkeit ließe sich irgendwie den Franzosen wieder unterjubeln.

Am nächsten Morgen dröhnen dann schon die Karnevalslieder von der Straße ins Zimmer, im Frühstücksfernsehen gibt es eine Live-Schaltung zum »Alter Markt«, denn die Unbeugsamkeit der Kölner macht auch vor ihren Wörtern nicht halt. Auf dem »Alter Markt« jedenfalls singt eine Reporterin aufgekratzt »Kölle Alaaf«. Dann sagt sie: »Nichts geht mehr«, wie ein Croupier in einer Spielbank, und zeigt auf die Menschenmassen, die alles vollgestellt haben mit ihrem Frohsinn. Gleich wird es elf Uhr elf sein, und das besagt eigentlich nicht viel mehr, als daß wer jetzt noch kein Bier hatte, wirklich dringend eines braucht. Karneval ist nichts für Nüchterne. Nüchterne sind nichts für Karneval. Es ist ein System von spiralhaft in den Vollrausch hineinführenden Zirkelschlüssen. Karneval ist ein Fest, bei dem sich erwachsene Menschen verunstalten und dann aus Scham darüber betrinken. Dadurch wird es irgendwann lustig.

Am Ende steht man dann, von der fahlen Wintersonne beschienen, irgendwo in der Südstadt in einer Kneipe und ist heilfroh, da zu sein. Entrinnen kann man der Sache ja ohnehin nicht, und bevor sie einen im Fernsehen mit ihren Karnevalsberichten malträtieren, fährt man lieber selber hin. Im Auge des Taifuns ist es am erträglichsten. Irgendwer gibt immer noch ein Kölsch aus, im Zweifel man selbst. Angehörige des Literatur- und Medienbetriebs, die mir namentlich bekannt sind, tragen Sträflingskleidung, Mönchskutten, Cowboy-Kostüme oder Krankenschwesterngarderobe. Einer geht auch als Dopingprobe. Es geht dann darum drinzubleiben, dabeizubleiben, mitzusegeln, nicht rausgeschleudert zu werden durch die Zentrifugalkräfte des Feierns, denn wer zu nüchtern ist oder zu betrunken, der findet sich schnell im Abseits wieder, in der tiefstmöglichen Einsamkeit. Wer nicht drin ist, ist so buchstäblich draußen wie selten einmal: Der fängt an zu frieren, verliert die Laune, versucht, noch ein-, zweimal aufzuspringen auf den Zug, natürlich vergeblich, geht schimpfend heim und weiß dann nicht, was er anfangen soll mit dem angebrochenen Nachmittag.

Wer aber drin ist, erlebt die Wunder der Strömungsphysik. Man kann sich zwar grundsätzlich kaum noch bewegen, weil es so voll ist, wer aber einen Kranz Kölsch holen geht, für den ist immer genug Platz. Das Gute am Kölsch als Bier ist ja, daß kein Mensch mitzählen kann, wieviel er davon schon hatte, und sich deshalb auch keinen Kopf darüber machen muß. Und das Gute am Kölsch als Sprache ist, daß man es nicht versteht, aber trotzdem mitsingen kann, auch wenn man eigentlich gar nicht singen kann; das ist wiederum das Schöne an der Karnevalsmusik. Alles ist angenehm unsubtil jetzt. Wer so etwas schlimm findet, unzumutbar, unsophisticated, peinlich und unter seiner Würde: der gehört sicher zur Bevölkerungsmehrheit. Aber hier wäre er der Beschämte. Und das ist ja auch mal eine Form der Gerechtigkeit.

Es gibt an diesem Donnerstag, mit dem das Karnevalswochenende beginnt, ab etwa 16 Uhr in den Kneipen der Kölner Südstadt keinen mehr, der sich darüber lustig machen dürfte, wenn ein anderer das Gleichgewicht verliert. Und es gibt niemanden, der sich darüber empören dürfte, wenn sich die Strauchelnden mit dem Mund am Mund ihrer Nächsten festhalten. In Köln nennen sie das bützen. Und nur prüde Immigranten stellen dann die Frage, ob es auch einmal vorkommt, daß die Kölner Frauen und die Kölner Männer, die immer so strikt getrennt losziehen zum Feiern der sogenannten Weiberfastnacht, daß die also beim Herumknutschen mit Fremden aus Versehen auf ihre eigenen Ehepartner stoßen.

Denn sicher passiert auch das manchmal. Aber daran kann sich, wenn hinreichend Kölsch im Spiel ist, anderentags natürlich niemand mehr erinnern.

Ich selbst weiß ja auch nur noch, daß ich irgendwann raus bin aus dem »Backes« und durch Schutt und Scherben lief. Links und rechts von mir wiehernde Bacchantinnen und trunkene Silene. Nichts und niemand ging mehr. Alles torkelte, schwankte, fiel und segelte waagerecht durch die plötzlich gar nicht mehr so unansehnliche Stadt. Ich sah, wie die Polizei einem »Wildpinkler« 35 Euro Strafe in Rechnung stellte, und bewunderte insgesamt aber, mit welcher Geduld die Polizisten und Sanitäter und Straßenbahnfahrer als Brigaden der Nüchternheit dann doch für die Unversehrtheit der Vollgedröhnten sorgten.

»Ausnahmezustand« habe in den Karnevalshochburgen geherrscht, steht dann jedesmal in den Zeitungen. Und nur, wer eher kein Karnevalist ist, würde bei dem Wort zuerst an den Staatsrechtler Carl Schmitt denken und seine Theorien des Ausnahmezustandes als Vorhof der Diktatur. Es ist hier genau umgekehrt, ein verständnisvolles Zurückweichen des Staates, um ein paar Tage lang Platz zu schaffen für ein dionysisches Delirium. Wer jemals mitgefeiert hat, wird noch im schlimmsten Kater dankbar anerkennen, was da für Ventile geöffnet werden, wieviel Druck da abgelassen wird, aus den gesellschaftlichen, den geschlechtlichen und allen sonstigen Beziehungen. Natürlich ist es mal wieder das, was Lenin den Deutschen als Revolution mit Bahnsteigkarte vorgeworfen hat. Eine Anarchie mit Bußgeldkatalog und Sicherheitsnetz. Man kann, wenn man unbedingt will, natürlich immer als erstes das Begrenzende daran sehen. Sinnvoller wäre es aber, endlich einmal wertzuschätzen, daß es überhaupt solche Freiräume gibt, ausgerechnet im alten, engen, obrigkeitsstaatlichen Deutschland.

Das, was sie in der Deutschen Hauptstelle für Suchtfragen als »nationales Desaster« bezeichnen, ist in Wahrheit nämlich eine erstaunliche Liberalität. Es sieht ganz so aus, als ob die bacchantischen Feste der Antike ausgerechnet dort am nachhaltigsten überdauert haben, wo die Römer damals an die Bierwelt der Germanen stießen.

In den Ländern, die einem wegen ihrer moderaten Weintrinkkultur immer als Vorbild hingestellt werden, zeigt sich heute, daß entsprechende Erfahrungen fehlen.

Im Frühjahr 2010 geriet die Pariser Polizei schon beim Blick in den Computer in Alarmbereitschaft, denn Zehntausende Jugendliche hatten begonnen, sich über Facebook zu einem Massenbesäufnis unter dem Eiffelturm zu verabreden. Sie nannten das *Apéro Géant*. Ähnliche Veranstaltungen hatte es schon in einigen Städten der Provinz gegeben, jetzt war die Kapitale dran. In Spanien gab es das schon etwas länger, dort nannten sie es *Botellón*, und in den kleineren Städten hatte die Sache bereits Wettbewerbscharakter.

Immer sind dann die Behörden ratlos und panisch und sinnlos restriktiv, und jedesmal ist das Ereignis selber dann eigentlich eher ein wenig langweilig. Vielleicht fehlt es an Musik zum Mitschunkeln, an Tradition und an Ausnahmezustandskostümierungen. Vielleicht könnten Trinkende wie Sicherheitsorgane dieser Länder ja ausnahmsweise von Deutschland noch etwas lernen.

Im Winter in Köln. Und im Herbst in München. Beim Oktoberfest, dem Karneval mit den großen Gläsern.

Das Schöne am Oktoberfest ist die Verläßlichkeit, daß die Maß Bier von Jahr zu Jahr noch teurer wird, und der Eindruck, daß das schon seit Jahrtausenden so geht und insofern schon seine Ordnung haben wird. Dabei gibt es das Fest erst seit zweihundert Jahren. Da ist also eine Tradition, die über weite Strecken eine gefühlte ist, und dazu passen Gefühle, die schon etwas Traditionelles haben. Das sonderbarste und überraschendste dieser Oktoberfestgefühle ist das Gefühl von Sicherheit. Es sind Millionen Menschen auf einem einzigen Fleck, alle sind volltrunken und aufgekratzt, es wird gestohlen, betrogen und »geschlägert«, wie das in den Polizeiberichten immer so landestypisch heißt: Die Zahl der Bierkrüge, die da im Lauf der zwei Oktoberfestwochen regelmäßig an fremden Köpfen zerschlagen werden, die Zahl der Diebstähle, Kollisionen und Sexualdelikte würde in so gut wie jedem anderen Land zum Verbot der Veranstaltung führen. Und trotzdem gibt es inmitten dieses Wahnsinns das Gefühl, in großer, beglückender Sicherheit zu sein. Das ist natürlich in erster Linie ein Verdienst des Bieres, das nämlich nicht in erster Linie zum Rausch führen soll, sondern »zur Erhöhung und Temperierung der Gemütlichkeit« (so noch einmal Ernst Jünger), zu exakt der Art von Gemütlichkeit, der nicht umsonst alle paar Minuten ein Prosit gesungen wird. Wer das absurd findet, weil er Gemütlichkeit mit Sofaecke und Kuscheldecke verwechselt, der hat sie einfach nur noch nicht erlebt, die tiefe Behaglichkeit, die aufgekratzte Zufriedenheit, das Gefühl, an diesem Ort und in diesem Moment erst wirklich zu sich selbst zu kommen, für das ein Bierzelt gerade groß genug ist.

Es ist kein Wunder, daß hier Terroristen gern ihre Lunten legen. Es ist vermutlich das ideale, weil symbolisch verdichtetste Anschlagsziel für jeden, der diese Gesellschaft und ihre Lebensweise haßt. 1980 hatten Rechtsextreme hier eine Bombe gezündet. Nach dem 11. September 2001 herrschten erhöhte Sicherheitsvorkehrungen aus Angst vor islamistischen Anschlägen. Ähnlich war es 2009, nachdem Al Quaida Anschläge in Deutschland angekündigt hatte. Und das Tröstliche und Triumphale ist, daß es trotzdem immer weiterging. Die erhöhte Zahl an Sicherheitskräften ist das eine. Die andere Sicherheitsmaßnahme ist aber eben das Bier, das die Angst löscht, die Gemütlichkeit temperiert, einen schützenden Kokon aus Feiernden um die Feiernden spinnt. Wenn die Angriffe auf unsere Freiheit mit dem Bierglas in der Hand abgewehrt werden können, wenn das Feiern selbst die Waffe gegen die Spielverderber ist: Dann, finde ich, möchte man gerade in so verbiesterten Zeiten wie diesen am liebsten ein Glas darauf erheben. Selbstbewußt weitertrinken – ich wüßte nicht, was der Westen Besseres tun könnte, gerade da, wo er sich von einem militanten Islam bedroht sieht.

# XIV. Wer trinkt was, wann und warum?

֍

*Modernes Trinken · Und Postmodernes · Wein oder
Bier · Kennertum und kluge Worte · Bitte kein Weizen! ·
Die Rolle der Gläser · Trinken im Sozialismus ·
»Bier Royal« · Das »Hildegard-Knef-Gedenk-Gedeck« ·
Trinken als Sport · Lob des Katers*

Wer auf dem Oktoberfest das Glas erhebt, um mit dem
Banknachbarn in Kontakt zu treten, sollte allerdings Ita-
lienisch und Englisch zumindest in Grundzügen verstehen. Die Wahrscheinlichkeit, auf einen echten Münchner zu treffen, ist in vielen Zelten geringer als die, an
eine Neuseeländerin im Dirndl zu geraten.

Die Münchner, die in Wirklichkeit natürlich in Düs-
seldorf oder Bremen zur Welt gekommen sind, sitzen
währenddessen in Schumann's schöner Bar und lassen
sich amerikanische Cocktails bringen, Pils aus Duis-
burg – oder schottische Single Malt Whiskys, deren Namen sie geübt und fehlerfrei auszusprechen verstehen.
Während die Jugendlichen Frankreichs versuchen, Mas-
senbesäufnisse zu organisieren, steht halb Deutschland
mit schnalzender Zunge in den Weinkellern des Médoc
und plaudert über *millesimes* und *bouquets* und darüber,
daß die Preise beim Champagner schlimmer steigen als
die beim Benzin, seit die Chinesen soviel davon neh-

men – so wie die Chinesen, wie jeder weiß, ja auch nicht davor zurückschrecken, einen Pomerol von 1928 auf ex runterzukippen, wenn der Chef einen Toast ausbringt …

Das Streben nach Weltläufigkeit dient der Verfeinerung der Sitten; die Globalisierung aber, gerade die gefühlte, ruiniert sie. Was soll man also tun? Hat es überhaupt noch Sinn, sich mit Etikette und Etiketten zu befassen? Was nützt es, sich in die *Crémants de Bourgogne* einzuarbeiten, wenn die besseren Alternativen zum Champagner demnächst aus England kommen werden, sofern der Klimawandel hält, was er verspricht?

Auch im Trinken herrscht die Postmoderne, das große *anything goes*: Die Sitten lockern sich, die Konventionen geraten in Vergessenheit, die Herren tragen braune Schuhe am Abend, die Damen trinken Rotwein zum Fisch oder Wodka zum Weißwein, und die mißratenen Kinder kippen an ihren Tankstellen ohnehin das sonderbarste Zeug.

Aber nur kleingeistige Kulturpessimisten geraten darüber ins Jammern. Die heiligsten Traditionen sind im Zweifel ohnehin meistens noch erstaunlich jung. Die Ansicht, daß der Wein zum Essen passen muß, ist noch nicht viel älter als hundert Jahre. Genauso steht es um das Pils. Der Deutschen Lieblingsbier ist es übrigens sogar erst seit den Sechzigern. Erinnert sich dagegen noch irgendwer an den Geschmack von Export? Irgendwer, der jünger ist als fünfzig?

So ist das Abendland am Untergehen, seit es besteht. Und die Kultur verfällt seit dem Anbeginn aller Zeiten. Es ist nicht auszuschließen, daß es in fünfzig, sechzig Jahren liebevoll gestaltete Bücher geben wird (oder wie auch immer die Dinger dann heißen werden), die der Kultur der Alkopops gewidmet sind, den stilvollsten Vorstadt-Tankstellen, den legendärsten Koma-Säufern. Und natürlich wird das dann einen heftigen Stich ins Nostalgische haben, so wie heute die klassischen Cocktail-Bars, die ja auch immer einen Hauch von Tanzschule an sich haben.

Aber das Schöne an kulturellen Verfallsphasen, selbst wenn es nur gefühlte sind, das ist die Lässigkeit, die dann einkehrt. Während es prätentiös oder peinlich oder einfach nur dumm wäre, in einer Kneipe Cocktails zu bestellen, ist es überhaupt kein Problem, in einer Cocktail-Bar nur Bier zu trinken. Oder Wein. Underdressing ist jedenfalls immer besser als sein Gegenteil, natürlich auch beim Trinken.

Und schon die Entscheidung zwischen Wein und Bier ist ja schwer genug.

Babylon war Bier. Griechenland kannte nur Wein. Entsprechend sind die jeweiligen Mythen entweder auf das eine oder das andere Getränk fixiert. In Ägypten gab es beides, und da zeichnet sich schon ab, was im Grunde bis heute gilt: Wein gehört zum Prestige der Oberschichten, Bier ist Nährstoff für die Massen.

Der nutritive Wert ist tatsächlich der prägnanteste Unterschied. Wein trinkt man zum Essen. Bier geht auch stattdessen. Sechs Bier sind ein Schnitzel, heißt es nicht ohne Grund. Tatsächlich kann Bier eine Mahlzeit komplett ersetzen, obwohl es natürlich auch Weine gibt, gewisse Chardonnays aus Südafrika zum Beispiel, die den Eindruck machen, daß sie eher zum Reinbeißen da sind als zum Trinken. Aber das liegt, soweit ich weiß, nur an dem vielen Holz, das da drin ist.

Unter unsicheren Charakteren, Ranschmeißern und ahnungslosen Deppen ist deshalb irgendwann die Formel »abc« in Mode gekommen – *all but Chardonnay*.

Ich persönlich finde das wundervoll. Nicht weil ich das genauso sähe, im Gegenteil, aber es zeigt das ganze prachtvolle Schnepfentum, das es beim Weintrinken gibt, eben die Unsicherheiten, Idiotien, Ranschmeißereien, das Stammtischniveau, auf dem Gehörtes nachgeplappert wird; und es zeigt, daß es beim Weintrinken vor allem darauf ankommt, den richtigen Leuten nachzuplappern.

Gerade beim Wein ist nicht nur das Trinken, sondern auch das Schmecken ein sozialer Akt. Manche sagen, es sei sogar eine soziale Konstruktion. Denn in Blindtests, heißt es, bevorzugten regelmäßig Kenner wie Laien billigere Weine. Das heißt aber eben nicht, daß teurere Weine nicht trotzdem besser wären als billigere. Sie sind eben komplexer und weniger süffig. Wenn es Blindverkostungen für Musik gäbe, würden auch Wagner-Fans Udo Jürgens den Vorzug geben. Deshalb soll man auch nicht blind irgend etwas trinken, sondern mit allen Sinnen, die man zur Verfügung hat. Deshalb ist das ganze Brimborium rund um den Wein so zu begrüßen: Das alles fördert die ästhetische Qualifizierung, die Verfeinerung des Sensoriums. Und deshalb ist im Grunde auch ausnahmslos alles großartig, was im Tonfall der avancierten Sommeliers-Lyrik über Wein so gesagt wird. Nicht weil es so klug oder so richtig wäre, sondern weil es überhaupt gesagt wird. Weil das einer der ganz wenigen Bereiche ist, in denen die Leute wenigstens noch versuchen, das ästhetische Erlebnis und die sinnliche Erfahrung in adäquate Worte zu fassen. Das kann auf grandiose, tatsächlich an der Grenze zur Poesie sich bewegende Momente hinauslaufen.

Hüpfen wollte ich vor Freude, als in einem Weinladen einmal eine Frau über Löschpapier-Noten sprach, feine Anklänge an Katzenfutter und einen Hauch von abgefahrenen Reifen. Sie strahlte dabei, fand das gut, freute sich, die richtigen Worte gefunden zu haben, und wollte die betreffenden Flaschen eigentlich kaufen. Der Weinhändler schmiß sie aber vorher aus dem Laden, weil er das Gefühl hatte, sie vergrault ihm die Kundschaft.

Das gehobene Weinkennertum ist der schlagende Beweis, wie man einen eher prosaischen Sachverhalt – vergorene Trauben, Alkohol – ästhetisch so weit überhöhen kann, daß man ihn praktisch zum Verschwinden bringt damit. Ab einem gewissen Preis- und Kulturniveau ist der Wein kein alkoholisches Rauschmittel mehr. Der Alkohol begegnet einem in der Sprache der Sommeliers dann nur noch als »Hitze«, die sich mit den Jahren noch verliere. Im Idealfall ist der Alkohol »schön eingebunden« – und zwar in tanninreiche Strukturen aus Kultur, Tradition, Prestige und irrsinnig hohe Preise.

Dabei kann man theoretisch auch mit einem Château Margaux *binge drinking* betreiben. Und praktisch ist das bei Flaschenpreisen um 1500 Euro ja auch nur eine Frage des Geldes.

Es ist die tragische Lebenslüge der Weinfreunde, Weinkenner, Weinsammler und Weinsnobs, daß sie durch Verfeinerung des Geschmacks und der Sitten sämtlicher Risiken und Trübnisse des gemeinen Alkoholkonsums irgendwie enthoben wären.

Ein wenig erschütternd war jedenfalls neulich diese hier im Wortlaut zitierte Anzeige auf Ebay:

»Ich verkaufe einen Liebherr WKR 2976/24 Grand Cru Weinklimaschrank/Weinkühlschrank, bordeauxrot. Der Schrank ist 6 Jahre und 8 Monate alt. Da ich meinen Weinkonsum einschränken mußte, verkaufe ich ihn nun schweren Herzens. Der Schrank war bis gestern noch im Gebrauch und funktioniert einwandfrei.«

Man kann sich ungefähr ausmalen, was der Arzt, bei dem der Mann tags zuvor gewesen sein dürfte, Drastisches gesagt haben wird. Mit so richtig gutem Gewissen kaufen kann man so ein Ding dann irgendwie nicht.

Es gibt Brauereien, die haben eine wesentlich längere Tradition und Geschichte als die ältesten Weingüter. Und es gibt Bierexperten, die können blumiger daherreden als jeder Sommelier. Das Schöne am Bier ist, daß man es im allgemeinen aber nicht macht. Das Schöne am Bier ist, daß es so gut, so fein, so uralt und kulturvoll und trotzdem so unkompliziert ist. Abgesehen von Belgien, wo ein Bier auch eine Limonade oder sonstwas sein kann, ist ein Bier fast überall auf der Welt erkennbar ein Bier. Und überall auf der Welt ist eine Flasche Bier das Beste, was man trinken kann, wenn einem die Gastgeber mit dubiosen Schnäpsen ankommen und auch das Wasser nicht geheuer ist.

Das beantwortet im Grunde auch schon die nach »Wein oder Bier« zweitgrundsätzlichste Fragen, nämlich die nach Glas oder Flasche.

Die Flasche ist zum Festhalten da, die Flasche ist ein Mittel gegen die Angst, Signal der Unverbindlichkeit und Zeichen grundsätzlichen Mißtrauens. Daher ideal für das Nachtleben, für Clubs, aber auch für Ausstellungseröffnungen. Die Flasche ist Wappnung und Waffe. Und es ist insofern auch kein Wunder, daß ausgerechnet das klassische Kreuzberg einen grundsätzlichen Beitrag zur Trinkkultur geleistet hat. Von hier kommt das typische

»Beck's«-Flaschen-Getrinke, dem in »Herr Lehmann«
(Buch wie Film) ein würdiges Denkmal gesetzt wurde.
Wir erinnern uns: Der, der in Kreuzberger Kneipen kein
»Beck's« aus der Flasche trinkt, sondern Kristallweizen
aus dem Glas – der ist von Anfang an komisch und er-
weist sich auch am Ende als Verräter und Feind.

Diese Lesart ließe sich sogar ausweiten: Der Weizen-
trinker ist generell der Störenfried, gerade wegen der be-
häbigen Selbstzufriedenheit, die sich im Weizentrinken
ausdrückt, vor allem natürlich in dem endlosen, zeitrau-
benden Gebaren, das darum veranstaltet wird.

Folgende, immer wieder auftretende Situation: Ein
Biergarten, stechender Durst, vor der Getränkeausgabe
eine Schlange, und genau vor einem kommt noch ein
gemütlicher Tropf, der vier Hefeweizen haben will. Viermal Flasche aufmachen. Viermal schräg ins Glas pullern
lassen. Viermal Flaschen wieder hinlegen. Viermal die
Flaschen drehen. Nachgießen. Die Hefe rausschütteln.
Alt und grau werden darüber... Das Weizenbierglas hat
nicht umsonst so etwas Triumphales, so etwas Fußball-
weltmeisterschaftspokalartiges an sich: Es symbolisiert
den arroganten Triumph über den Durst und die Zeit
der anderen.

Auch alle anderen Gläser sprechen Bände: Natürlich
ist es absolut herrlich, in Bayern Bier aus Ein-Liter-Glä-
sern zu trinken, schon weil das eine geradezu schlaraf-
fenlandartige Unerschöpflichkeit vermittelt. Natürlich

ist es genau besehen aber Unfug, Bier aus Ein-Liter-Glä-
sern zu trinken, in denen es warm, abgestanden und am
Ende schal werden muß. Und natürlich konnten den
Österreichern ihre Biergläser vermutlich schon deswegen gar nicht grazil genug sein, um die kulturelle Diffe-
renz zu markieren: Ihr Deutschen auch darin grob und
massig, wir wie immer klein und fein. Österreicher sind
Extremisten der Kleinglasigkeit beim Bier, aber sie haben selbstverständlich absolut recht damit. Wenn man
bei Trzesniewski in Wien ein paar Schnittchen ißt, die
dort Brötchen heißen, paßt nichts so gut dazu wie ein
Bierchen, das dort »Pfiff« heißt und wirklich nicht mehr
als eben ein Schluck ist. Ein normales kleines Bier wäre
vulgär viel.

Man sollte, solange man noch kann, Ja sagen zu allen Darreichungsformen österreichischen Bieres, auch
und gerade zu den Dosen an den Würstelbuden. Man
darf die britischen Pint-Gläser dafür bewundern, daß sie
aussehen, als hätte der Glaser beim Fertigen des Randes
irgendwie aufstoßen müssen vor lauter Vorfreude. Man
muß die heimeligen Dellen in den Maßkrügen Bayerns
und den Halbliterhumpen der Restrepublik lieben wie die
Körperformen seines Nächsten. Aber auch die klassische
Pilstulpe ist herrlich, selbst wenn sie in ihrer biedermei-
erlichen Rundlichkeit auf ewig daran gemahnt, daß bei
faulen Wirten ein gutes Bier angeblich sieben Minuten
braucht. Bier ist etwas, das Männern weibliche Formen

verleiht, Rundungen, Schwangerschaftsbäuche, Brüste. Das drückt sich klassischerweise bereits in den Gläsern aus, eine leichte Tulpenform ist das Ideal. Und aus jedem Glas schmeckt es tatsächlich anders. Es herrscht ein fast naturwüchsiger Reichtum der Formen – und das ästhetisch so tief Befriedigende daran ist, daß alle diese Formen funktional begründet sind, gewissermaßen aus dem Bier und seinem optimalen Genuß heraus erwachsen.

Unfug sind nur Gläser, die über ihre Form ein Minderwertigkeitsgefühl nach draußen schreien, Unfug sind Biergläser, die lieber Champagnerkelche wären: sogenannte Bierflöten, Gläser, bei denen der Gestalter eine geistige Verwandtschaft zum V.I.P.-Bereich beim Drittliga-Fußball und zu Sportartikel-Werbung auf Hemdkragen ausdrücken wollte, zu den besonders traurigen Varianten des Trash. So etwas kann man in »Bistro's« mit Lacktischdecken auf den Stehtisch stellen; ernsthaft und mit Würde Bier daraus trinken kann man selbstverständlich nicht.

Die Vermarktung von Bier als etwas, das einem irgendwie besser, vornehmer, luxurierender vorkommen soll als Bier, ist eine Dummheit, die jeden Tag aufs Neue versucht wird – und natürlich täglich scheitert. Am groteskesten ist die seit Ewigkeiten im Fernsehen zu sehende Reklame, in welcher die Semperoper in Dresden als Brauerei hingestellt wird und das gute Radeberger als Opernpausengetränk.

Kein Bier der Welt hat so etwas nötig. Bier ist ein Premiumgetränk. Punkt. Und zwar von selber. Es muß dafür nicht so tun, als sei es Sekt. Denn es ist das Gegenteil.

Was man aber machen kann: Bier und Sekt zusammenschütten.

Die meisten sagen da erst einmal »Ih!« Und dann: »Ah!«. (Und am nächsten Morgen, das muß leider auch ganz offen gesagt werden, »Au!«) Es schmeckt wirklich besser, als es sich anhört. Und es ist, in dieser Kombination, vielleicht der einzige bleibende Beitrag der DDR zur Weltgetränkekultur. Es ist das, was in Ostdeutschland bis heute »Herrengedeck« heißt.

Im Westen wird unter einem »Herrengedeck« in der Regel etwas anderes verstanden. Nämlich ein Bier und ein Schnaps. Ein Langer und ein Kurzer. Denn so trokken kriegt man das Bier nicht runter. Und was sonst noch so an Sprüchen geklopft werden muß, damit der Stammtisch seinem Namen gerecht wird. Das sind die klassischen Zustände.

Im Osten verlief die Geschichte aber anders. Die Leute, die jeden Sekt der Welt stehen lassen würden für ein gutes Bier, nannte man dort Arbeiterklasse. Die Arbeiterklasse sollte aber im Sozialismus die herrschende Klasse sein. Und eine Zeitlang wurde von ihr auch erwartet, daß sie sich entsprechend herrschaftlich benimmt. Das aber hieß unter anderem: Sekt trinken!

Das war eine der schönen paradoxen Schlaufen, die sich in der Frühzeit der DDR ergeben hatten. In den Industriestädten wurden Kulturhäuser gebaut, die wie Schlösser aussehen sollten. Hinter mächtigen Tempelsäulen wurde daran gearbeitet, den neuen Machthabern am Wochenende ihre proletarischen Sitten auszutreiben: Wer ein Bier wollte, mußte auch eine Pikkoloflasche Sekt bestellen. Die proletarische Cleverness bestand dann darin, das als unmännlich und albern empfundene Schlabberwasser, wo es nun schon einmal da war, elegant in dem Bier zu versenken. Es war ein bißchen wie bei der Erfindung des Cocktails in Amerika: Das eine Getränk wird im anderen versteckt, um es erträglicher zu machen.

Der Erfolg war ein durchschlagender. Der Klassenkampf im Glas führte zu einer beeindruckenden Wirkungsverstärkung. Der Sekt und das Bier, das vermeintlich elitäre Getränk und das bodenständige, gingen sozusagen eine sozialutopische Allianz ein, die es später sogar auf die Getränkekarten der besseren Hotels in der DDR schaffte. Zeitweise soll es für das Herrengedeck eigene Gläser gegeben haben. Die Vorteile liegen auf der Hand: Der Sekt macht das Bier gewissermaßen schneller, treibt es aus in höhere Tonlagen. Das Bier nimmt dafür dem Sekt das Schrille, Spitze und Säuerliche. Das hat natürlich auch wirkungsästhetische Konsequenzen: Der Sekt nimmt dem Bierrausch das Dumpfe, das Bier dem Sektschwips das Hysterische. Wer das trinkt, ist in der

Regel schnell allerbester Dinge, und zwar auf eine für alle anderen eher angenehme und anregende Weise.

Kluge ostdeutsche Eltern gaben ihren Kindern dieses Wissen rechtzeitig mit auf den Weg. Diese brachten es in die Einheit ein. So profitieren heute alle davon, und der wahre Wert erweist sich heute nicht zuletzt am Ende der besonders überkandidelten Nächte von Berlin-Mitte. Ein kluger Kopf aus dem Westen des Landes hat schon vor Jahren angeregt, den Cocktail aus dem Osten umzutaufen, um Mißverständnissen vorzubeugen und auch um eine klangliche Aufwertung zu erreichen. Sein Vorschlag war »Bier Royal«. Es versteht sich von selbst, daß dazu dann aber kein Sekt mehr genommen werden kann (zumal Sekt heute eigentlich vom Prestige her eher unterhalb des Biers rangiert). Es sollte dann Champagner sein.

Manchmal weigern sich engstirnige Wirte, den Champagner herauszurücken, weil sie es in ihrer Ahnungslosigkeit für barbarisch und blasphemisch halten, ein derart teures Getränk an ein derart profanes wie Bier zu verschwenden. Aber gerade beim ausdauernden Champagnertrinken kommt ja zwangsläufig der Moment, wo kein weiteres Glas mehr geht, weil die Säure einem aufzustoßen droht. Dann kann die besänftigende Herbheit des Bieres ein Segen sein – und die Rettung des Abends. Mit Bier Royal kriegt man die Kurve in den zweiten Teil der Nacht, wo andere mit Sodbrennen nach Hause müssen.

Es geht bei alldem ja immer um Trunkenheits-Management.

Man muß sich allerdings entscheiden. Ob man einen wirklich guten Abend haben will. Oder einen schmerzfreien Morgen. Das Mischen von verschiedenen Alkoholika kann da in jeder Hinsicht Beeindruckendes bewirken. Über den Kater reden wir später. Reden wir hier erst einmal über die Feier. Reden wir über die Herausforderung, an Bord zu bleiben. Und zwar ohne illegale Hilfsmittel. Mit Kokain in der Nase kann jeder endlos weiterfeiern. Wer dagegen konventionell trinkt, wird irgendwann müde, und wenn es am schönsten ist, muß er leider gehen.

Die entspannende und entgrenzende Wirkung des Alkohols macht die Leute tatsächlich zu einer Art Brei, sie beginnen amöbenhaft zu zerfließen, und dann braucht es etwas, das sie wieder in Form bringt. Und damit es sie nicht aus dem Flow der Feier herausreißt, indem es sie nutzlos nüchtern macht, empfiehlt sich die Kombination aus beidem.

Erstaunliche Dinge sind auf diese Weise schon erfunden worden. Der Espresso-Martini zum Beispiel, den es nur bei Bartendern gibt, die sich ihrer Sache sicher sind. Die also kein ästhetisches Problem damit haben, Wodka und Vermouth zusammenzurühren – und dann einen doppelten Espresso hineinzukippen. Es kostet tatsächlich etwas Überwindung, das herunterzuschlucken. Aber wer es je getan hat, der raste danach so unermüdlich durch den Abend wie der Duracell-Hase durch die Fernsehwerbung.

Oder jenes »Hildegard-Knef-Gedenk-Gedeck«, das sie in der Berliner Victoriabar servieren: ein reizendes kleines Silbertablett, darauf zwei kleine Gläser: ein Mundvoll Wodka, ein Mundvoll Champagner. Es heißt, »die Knef« habe einst in ihrer divenhaften Art nach etwas verlangt, das ihr mal richtig Beine mache. Man kippt erst den Wodka, dann den Champagner und hat, in nur zwei Schlucken, ein Gefühl, wie wenn in einem Sportwagen der Turbo zugeschaltet wird: Man ist mit einemmal wieder total da – und gleichzeitig hat man sich ein gehöriges Stück weiter weggeschossen.

Trinken, ohne einen Kater zu haben, ist ein Versprechen, mit dem einem die Religionen ihr Paradies schmackhaft machen wollen. Trinken, ohne betrunken zu werden, ist ein unredliches Ziel und Zeichen von Alkoholismus.

Aber ein Trinken, welches das erste Anfluten des Rausches den Abend über als Grundstimmung hält, ein Trinken, das die Euphorie der ersten ein, zwei Stunden nicht in die Dumpfheit, die Schwere, die Aggression oder das Gejammer umkippen läßt, sondern als Heiterkeit möglichst bis zum Ende hin streckt: Das hingegen wäre mal ein Ideal, an dem zu arbeiten sich lohnte.

Trinken als Sport!

Aber nicht im Sinne von: Wer schafft am meisten?

Sondern: Wer kommt am weitesten?

Trinken als Sport im Sinne von: Surfen! Ein Gleiten auf der eigenen Beschwingtheit. Ein Tanz auf den Punkten, an denen es zu kippen droht. Am Ende langsam und elegant wieder an Land kommen. Ein Wasser hinterher. Oder eine Tasse Tee. Und dann ins Bettchen.

So in etwa. Das wäre doch was.


Nun noch ein Wort zum Kater: Ja!

Kingsley Amis empfiehlt in dem entsprechenden Kapitel von »On Drink«, man solle sich glücklich schätzen, wenn es einem am nächsten Morgen dreckig geht. Denn wenn es einem nicht dreckig ginge, dann hieße das, daß man immer noch betrunken sei. Und daß das noch vor einem liege, was man jetzt schon an Alkoholabbau, Kopfschmerzen und alldem hinter sich habe.

Von all den Empfehlungen, die es zur Behandlung eines Katers gibt, ist das sicher die gescheiteste: ihn einfach bejahen. Man hat, erstens, ohnehin keine Alternative. Zweitens ist der Kater besser als sein Ruf. Das einzige, was man ihm vorwerfen kann, ist sein Name. Der Kater, heißt es immer, ist eine alte Verballhornung von »Katarrh«, also Halsschmerzen.

Andere Sprachen sind da, was die Symptomatik und die Metaphorik betrifft, wesentlich genauer. Die Franzosen haben, wenn überhaupt, *mal aux cheveux* – Schmerz in den Haaren. Die Italiener haben *un cerchio alla testa* – einen Ring um den Kopf. Wer Englisch spricht, hat einen *hangover* – ein Überbleibsel. Und die Spanier haben eine *resaca* – eine Brandung. Das gefällt mir besonders, weil einem das sofort die zwangsläufige Abfolge von Ebbe und Flut vor Augen ruft – sowie die alte Weisheit, wonach sich die Zeit, die im Rausch gerafft wurde, während des Katers extra lang macht.

Man muß das aber gar nicht unbedingt als Strafe sehen. Es gibt Leute, die behandeln ihren Kater nicht anders als einen Muskelkater: als Beurkundung von Geleistetem. Sie sind gewissermaßen stolz darauf und lehnen sich den Rest des Tages in Ehrfurcht vor sich selbst zurück. Solche Tage sind dann von einer ganz eigenen Entspanntheit, und diese Stimmung qualifiziert sie im Grunde gleich wieder für neue Feiern.

Stefan Gabányi, Kellner in »Schumann's Bar« in München, sprach in einem Interview mit Alexander Gorkow einmal von regelrechten »Katerfesten«.

Gorkow: »Was ist das denn?«

Gabányi: »Nun, wie der Name schon sagt: das Fest nach dem Fest. Ich habe mal an einem 1. Januar ein Katerfest gemacht. Katerfeste sind hier nicht in Mode. Sie sind aber meist schöner als Silvesterfeste.«

Gorkow: »Warum?«

Gabányi: »Die Leute stehen nicht mehr unter diesem Überdruck. Der Kater ist, so Sie sich körperlich nicht vollends ruiniert haben, ein wunderbarer Zustand.«

Gorkow: »Man ist weniger auf Krawall gebürstet.«

Gabányi: »Man ist weniger empfindlich – und dafür sensibler. Die Schlacht ist ja geschlagen. Ich halte Leute mit einem Kater oft für deutlich erotischer als Leute, die noch auf diesen Kater hinarbeiten.«

Das beschreibt im übrigen auch exakt, warum es so viel sinnvoller ist, keine Feste am Samstag zu veranstalten, sondern die Leute am Sonntagnachmittag zum Tee zu laden: Sonntags kann fast jeder, es gibt wenig Konkurrenz, die Stimmung ist, wie gesagt, sensibel und entspannt. Und selbst wenn man vom Tee dann noch zu anderem übergeht: spätestens gegen neun sind alle betrunken, und allerspätestens ab elf hat man wieder seine Ruhe. Es sind, wenn man sich einmal umhört, nicht wenige, die es bis zur reifsten und dialektischsten Form des Trinkens geschafft haben: Dem »Trinken für den Kater« – weil der im Grunde das Gemütlichste an der Sache ist. Der Sonntag danach. Das Herumhängen. Der Kater als Entschuldigung, nichts »unternehmen« zu können. Die angenehme Mattheit. Die Vorfreude auf den Fernsehabend.

Das zieht natürlich auch die Frage nach sich, ob der »Tatort« am Sonntagabend so eine Institution geworden wäre, wenn nicht die Hälfte der Leute komplett verkatert oder mit Restalkohol vernebelt davorsäße.

# XV. Rettet den Rausch!

༄

*Droht eine neue Prohibition? · Rauchen und trinken ·*
*Am anderen Ende der Zigarette · Alles legalisieren ·*
*Oder alles verbieten · Die Welt als Fahrradhelm · Was*
*Nietzsche trank · Feiern lernen mit Isländern · Die*
*Zukunft des Trinkens · Wasser! · Kampf der Nüchternheit*

Aber was, wenn der ganze Spaß eines Tages mal vorbei sein sollte? Was, wenn es alkoholische Getränke nur
noch in der Apotheke gibt? Oder in staatlichen Ausgabe-
stellen, wo sie, unter ärztlicher Aufsicht, von den Süch-
tigen konsumiert werden können, ohne der Gesellschaft
dabei störend ins Auge zu fallen?

Nicht vorstellbar?

Tja. Dann folgt jetzt hier das vielleicht ernüchterndste
Kapitel dieses Buches.

Eine Welt ohne Alkoholika können sich vermutlich
die meisten im Augenblick nicht vorstellen. Ich übrigens
auch nicht. Aber das will nichts besagen. Ich konnte mir
auch beim besten Willen keine Welt vorstellen, in der
die Menschen klaglos etwas dermaßen Abstoßendes wie
Fahrradhelme tragen. Oder eine Welt ohne Glühbirnen.
Konnte ich mir einfach bis vor kurzem nicht vorstellen.
Bereits in ein paar Jahren wird das nicht mehr nachzu-
vollziehen sein.

Schon gar nicht vorstellen konnte ich mir, daß es eines Tages verboten sein könnte, beim Trinken zu rauchen. Eine Bar oder eine Kneipe mit Rauchverbot wäre mir noch vor zehn Jahren zum Totlachen absurd vorgekommen. Und schon jetzt, so kurze Zeit später, ist es jedesmal ein echter Schock, wenn ich in Österreich bin und dort in eine Gaststube trete. Der Rauch greift nach einem wie ein Gespenst aus der Vergangenheit. An das Unvorstellbare gewöhnt man sich erstaunlich schnell.

Der Tabak hat irgendwann einmal die Alltagskultur erobert, jetzt wird er allmählich wieder verabschiedet.

Mit dem Trinken wird das selbstverständlich etwas länger dauern. Der Drink war aber auch schon eine ganze Weile eher auf der Welt als die Zigarette dazu. Aber daß er am Ende wohl trotzdem den gleichen Weg gehen wird: Das ist spätestens seit 2006 abzusehen.

In jenem Jahr arbeitete der für Verbraucherschutz zuständige EU-Kommissar Markos Kyprianou an einer Anti-Alkohol-Strategie der Europäischen Union. Was er empfahl, waren überwiegend Rezepte, die schon im Kampf gegen den Tabak zur Anwendung kamen: höhere Steuern, Verkaufsbeschränkungen und Werbeverbote. Außerdem, kein Witz, Warnhinweise auf den Flaschen: Trinken schädige Gesundheit, Arbeitsleistung sowie ungeborene Kinder.

Den Winzern, Brauern und Spirituosenproduzenten gelang es allerdings, den Entwurf weitgehend zu entschärfen. Das Kyprianos-Papier hatte Wein und Bier noch zu Rauschdrogen erklärt. Auf Druck der Hersteller wurden sie wieder als Genußmittel und Kulturgüter rehabilitiert. Die überwältigende Mehrheit der Verbraucher, so argumentierten die Produzenten, wisse verantwortungsvoll damit umzugehen. Diese Schlacht ging noch einmal an die Lobbyisten der Getränkeindustrie – und an die Art von Politikern, denen das Volksnahe am Herzen liegt. Aber selbst ein Horst Seehofer von der CSU mußte seinen bayrischen Bierbrauern im Anschluß mitteilen, daß damit der Krieg erst begonnen habe.

Alle Beteiligten wußten, daß der Alkohol nun dort stand, wo der Tabak vor dreißig Jahren war. Genauso hatte es auch mit den Zigaretten angefangen: Die ersten Angriffe wurden noch machtvoll abgewehrt. Aber die Tabakindustrie konnte seitdem gar nicht mehr oft genug beteuern, daß »die Cigarette« ein »Genußmittel« sei, welches bei richtiger Anwendung »bewußt« und mit »Verantwortung« zu Gemüte geführt werde. Feierabend und Clubsessel – das sollte sich irgendwie damit verbinden. Aber das war natürlich absurd. Schon weil die Zigarette ja nicht Zigarre heißt. Die Zigarette ist kein handgerolltes Luxusprodukt. Die Zigarette ist für das kleine, hektische Gesauge zwischendurch. Ihr Wesen ist die Massenhaftigkeit. Zigaretten galten immer als Inbegriff eines kapitalistischen Produkts: das Angebot beruht wie bei kaum einer anderen Ware auf Massenfertigung und die Nachfrage wie bei keiner anderen Sache auf Marketing. Das Bedürfnis wird durch die Verheißung der Werbung erst geschaffen, und anschließend kann sich der Tabakkonzern in der Regel auf lebenslange Markentreue verlassen: Eigentlich hätte sich die Linke bei ihrem Kampf gegen den Kapitalismus als erstes die Zigaretten vornehmen müssen. Tatsächlich hat sie vermutlich am meisten davon weggeraucht. Und zwar je linker, desto mehr. Ein Linksradikaler ohne Kippe im Mundwinkel? Undenkbar. Im Rauchen wenigstens war ihnen die Verbundenheit mit den breiten Volksmassen sicher. Heute dürfen sie dafür mit anschauen, wie infolge einer jahrelangen Kampagne gegen das Rauchen die Zigaretten zusehends zum Unterschichtenmerkmal werden, während ihre Hersteller sie gleichzeitig zum Feinkostprodukt vom Rang eines Sommertrüffels uminterpretieren; immerhin kosten sie ja auch fast schon genausoviel.

Der Geschäftsführer der Deutschen Hauptstelle für Suchtfragen freute sich damals jedenfalls lautstark, daß sich die Alkoholindustrie nun genauso zu winden begann wie die Tabakkonzerne, wenn sie ihre Zigaretten mit C schrieben. Firmen wie Bacardi fingen nämlich ebenfalls an, »Verantwortungsvoller Genuß ab 18 Jahren« auf die Etiketten zu drucken. Wenn aber die Hersteller »Genuß« und »Verantwortung« erst einmal derart betonen, ist das in den Augen ihrer Kritiker nichts anderes als ein Zugeständnis, daß ihre Produkte eben auch unverantwortlich konsumiert werden können, also gefährlich sind – und damit ein erster Riß in der Mauer. Und jedesmal wenn seitdem eine Restriktions-Initiative der wechselnden Drogenbeauftragten der Bundesregierung durch die Getränkehersteller und ihre Interessenverbände zurückgeschlagen werden konnte, wurde dieser Riß ein Stück spürbarer. Allein, daß es die Drogenbeauftragten sind, die sich mit dem Thema befassen, ist ein unmißverständliches Zeichen.

Noch halten die Wälle, die Brauer, Winzer und Volksgewohnheit errichtet haben. Vor der Trinklust der Deutschen haben Luther, die Obrigkeiten des Vormärz, die Nazis und die DDR-Kommunisten resigniert. Sie alle haben sie zwar bitter beklagt, aber letztlich mußten sie es alle laufen lassen. Es könnte aber sein, daß es inzwischen Mächte gibt, die stark genug sind, sogar den Deutschen ihren Durst auszutreiben. Eine davon heißt Amerika, eine andere Europa. Und eine dritte heißt Weltgeist, Zeitgeist, Lauf der Dinge – wie auch immer man das nennen mag, wenn es heißt, dieses oder jenes (zum Beispiel: »die Globalisierung« oder »die Digitalisierung«) »wird kommen«, ob einem das passe oder nicht. Und bisher kommt das dann meistens aus den Vereinigten Staaten.

Vielleicht ist es noch erinnerlich, wie sehr noch vor wenigen Jahren bei uns über den Nichtraucherfimmel der Amerikaner gehöhnt wurde. Das echauffierte Handgewedel vor der Nase, wenn sich mal einer eine ansteckte;

Restaurants mit diskriminierenden Raucherbereichen gleich neben dem Klo: zum Totlachen! Bis es bei uns genauso wurde. Wenn jetzt noch wer lacht, dann über Serien wie »Mad Men«: Männer, die ständig eine Kippe im Mund haben, ständig einen Drink in der Hand – und die andere Hand auf dem Po der Sekretärin. Das lebt natürlich vor allem davon, wie unwiederbringlich vorbei und endlos weit weg diese Verhältnisse heute sind.

Es war Präsident Nixon persönlich, der der Kultur der »Three Martini Lunchs« wie sie in »Mad Men« noch einmal beschworen wird, am Ende den Kampf ansagte. Heute ist es so, daß Alkohol zu Geschäftsessen als sogenanntes »absolutes No-No« gilt; heute ist von Studien zu hören, wonach amerikanische Studenten in Testreihen Kandidaten, die vor einem Weinglas saßen, automatisch für weniger intelligent hielten, was ja durch die sich verselbständigende Logik solcher Prozesse sogar völlig richtig ist: Es ist irgendwann einfach nicht mehr besonders intelligent, vor einem Weinglas zu sitzen, wenn alle um einen herum verinnerlicht haben, daß ein Drink, jedenfalls im Kontext der Arbeitswelt, mindestens genauso fatal und selbstmörderisch ist wie alles, was mit Sex zu tun hat.

Seit jenen Sechzigerjahren, die in »Mad Men« noch einmal Wiederauferstehung feiern, sind ganze Wellen der moralischen Erneuerung und Aufrüstung durch die Vereinigten Staaten gerollt, und daß dabei auch prohibitive Tendenzen wieder an Boden gewannen, ist kein

Wunder. Nixons konservative Revolution ab 1968 hatte eine regelrechte Renaissance der Temperenzler- und Abstinenzler-Bewegungen zur Folge. Unter Reagan wurde schon wieder angezweifelt, ob Alkoholismus wirklich eine Krankheit ist und nicht doch nur ein moralisches Versagen. Und seit dem Jahr 1984 wurden den Bundesstaaten die Mittel für den Straßenbau gekappt, wenn sie das Mindesttrinkalter nicht auf 21 Jahre hochsetzten. Bereits seit 1969 hatte der republikanische Südstaaten-Senator Strom Thurmond mit der Hartnäckigkeit eines Cato bei jeder Sitzung aufs Neue verlangt, Warnhinweise auf die Flaschen zu drucken. 1988 wurde er endlich belohnt, plötzlich sprangen ihm schwarze Demokraten aus dem Norden bei. Wenig später wurde Alkohol per Gesetz als Droge bezeichnet.

Heute ist es die *Brown Bag*-Kultur der Amerikaner, die wir in Europa zum Totlachen finden. Den Zwang, Flaschen in der Öffentlichkeit unter Burqas aus Packpapier zu verstecken. Oder Gesetze wie das, wonach einer an einem Unfall automatisch bereits dann ganz alleine die Schuld zugeschoben bekommt, wenn er eine Flasche Wein auch nur ungeöffnet und als Geschenk verpackt neben sich auf dem Beifahrersitz liegen hat. Auch dieses Lachen wird aufhören, wenn ähnliche Regelungen bei uns Alltag werden.

Denn daß ähnliche Regelungen auch bei uns Alltag werden, dafür haben wir die Europäische Union. Das doppelt Unbehagliche daran ist, daß es gar keine Alternative zu geben scheint. Man will schließlich kein Reaktionär sein, der ständig »Nichts darf man mehr« mault, so wie allerdings auch die, die gern wieder Herrenwitze erzählen dürfen würden – oder eben den Sekretärinnen an den Po fassen. Und man gerät eben auch schnell in die trübe Gesellschaft von D-Mark-Nostalgikern, Nationalisten und anderen Europa-Skeptikern, wenn man den Regulierungsbemühungen aus Brüssel nicht freudig entgegenblickt.

Allein das Gebot der Gleichbehandlung müßte dann eigentlich mit unbarmherziger Logik alle kulturellen Nationalbastionen schleifen. Wenn schon in Frankreich keine Beschreibung von Wein in der Presse gedruckt werden darf, die geeignet ist, einem den Mund wässrig zu machen und für den Kauf zu werben: Dann müßten der Gerechtigkeit und der Statuten halber eigentlich auch in Deutschland sämtliche Weinkennerkolumnen aus den Medien verschwinden.

Daß auf Wein in Deutschland noch nicht einmal Alkoholsteuer anfällt, weil er als eine Art Kulturdenkmal behandelt wird, das wäre dann natürlich auch ein Unding. Wieso sollten die Weinberge an der Mosel anders behandelt werden als die im Ausland? Oder als ein Hopfenfeld? Und warum überhaupt anders als die Plantagen der Koka-Bauern in den Anden? Auch die bauen immerhin eine uralte Kulturpflanze an, mit deren Erträgen sie verantwortungsvoll umzugehen wissen und Rituelles verbinden. Mit den Koksern in unseren Diskos haben sie so viel oder so wenig zu tun wie ein Winzer mit den Säufern in der Bahnhofsmission.

Die Kampagnen zur Suchtprävention bei Alkohol und Tabak sind in Deutschland ein Abfallprodukt des Kampfes gegen das Rauschgift: Man konnte immer schon schlecht über das eine reden, wenn man über das andere schweigt. Und die Sonderrolle des Alkohols unter den berauschenden Mitteln wird immer weniger zu rechtfertigen sein, denn letztlich ist es eine kulturelle Arroganz. Alkohol war und ist die Droge des Abendlandes. Die anderen Weltgegenden wurden sozusagen auch in dieser Hinsicht kolonisiert. Wer für Gerechtigkeit ist, kann das eigentlich nicht weiter hinnehmen.

Es gibt da zwangsläufig nur zwei Möglichkeiten. Um es klar zu sagen: Ich persönlich wäre unbedingt für die totale und ausnahmslose Legalisierung von allem. Ich glaube, es würde die Erde zu einem besseren und sichereren Ort machen. Ich bin überzeugt, daß die Drogen weniger Menschenleben kosten als heute der Kampf gegen die Drogen. Aber diese Überzeugung ist leider eine Minderheitenmeinung. Also muß man realistischerweise der anderen Möglichkeit ins Auge sehen. Und die lautet: Verbot von allem.

Das wäre im Moment natürlich nicht durchzusetzen. Aber jede Einschränkung von Werbung, Verkauf und

Konsum ist letztlich ein Schritt in diese Richtung. Und das volkspädagogische Projekt, es den Leuten abzugewöhnen, scheint ja zu funktionieren.

Wenn man den Statistiken glauben darf, zeigen die Rauchverbote Wirkung. Es rauchen weniger Leute. Und es fangen weniger Jugendliche damit an. Der Augenschein sagt möglicherweise das Gegenteil. Ich hatte auch eher den Eindruck, seit den Rauchverboten werde eher mehr geraucht, aus Trotz und aus Prinzip. Und weil keiner gern alleine am Tisch zurückbleibt, wenn alle anderen zum Rauchen nach draußen vor die Tür stürmen, fingen sogar Nichtraucher und Exraucher plötzlich wieder damit an. In Berliner Prominentenlokalen wird, sobald der letzte Gang abgeräumt ist, Helmut Schmidt gespielt: Zigarette anzünden, und dann mal schauen; wenn der Kellner einen Aschenbecher bringt, hat man es geschafft. Aber das sind vermutlich nur Rückzugsgefechte, spätrömische Kapriolen. Vermutlich wird bald nur noch von Prominenten, elitären Künstlern und entmündigten Adligen beim Champagner geraucht – und dann am anderen Ende der Gesellschaft wieder, in den Eckkneipen von Arbeitervierteln. Und der rauchfreie Raum dazwischen wird von Jahr zu Jahr größer werden ...

Warum sollte das mit dem Trinken nicht genauso kommen? Weil es für ein Trinkverbot keine gesundheitliche Notwendigkeit gebe? Weil es zwar Passivraucher gebe, aber keine Passivtrinker?

Oft gehörtes Argument. Leider aber nicht stichhaltig.

Natürlich gibt es Passivtrinker. Fragen Sie mal die Angehörigen eines Alkoholkranken.

Außerdem sind Betrunkene belästigend. Sie sind laut, sie riechen, sie können sogar gefährlich werden. Je mehr das Trinken von der Normalität zur Ausnahme wird, desto auffälliger wird das werden – und desto störender. Die Ächtung wirkt hier selbstverstärkend.

Auch den Passivraucher gibt es noch nicht so lange. Jedenfalls nicht im öffentlichen Bewußtsein. Manchmal sieht man in alten Filmen, wie in der Straßenbahn geraucht wird. Noch in den Siebzigern waren vollgequalmte Hörsäle völlig normal. Und in den Neunzigern gab es noch Raucherflüge, jedenfalls bei der Air France. Heute führt die Gewöhnung an eine weitgehend rauchfreie Umgebung dazu, daß man sich auf einer Restaurantterrasse, wenn sich einer eine Zigarette ansteckt und etwas vom Rauch herüberweht, gleich dreifach davon belästigt fühlt. Auch das Verbot, auf der Straße zu rauchen, wird zwangsläufig kommen – nicht als absurde, sondern als völlig logische Konsequenz daraus, daß man es drinnen nicht mehr darf.

Vermutlich wird also, kurz gesagt, auch weniger getrunken, je weniger getrunken wird. Vermutlich wird das Trinken umso skandalöser empfunden, je mehr es aus der Alltagskultur verdrängt wird.

Deshalb muß sich ein Trinker auch keine allzu großen Hoffnungen darauf machen, daß eine Ausbreitung des Islams schon das Nötige beitragen wird zur Verringerung des Alkoholkonsums ins Europa. Je höher der Bevölkerungsanteil gläubiger Moslems, desto mehr können die anderen trinken, und das Land schafft trotzdem seine Quote – das ist wahrscheinlich leider eine Rechnung, die nicht ganz aufgehen wird. Je weniger Leute trinken, desto geringer wird die Toleranz für das Trinken werden. Wenn die Trinkenden erst einmal zur Minderheit werden, werden sie marginalisiert. Wenn nur noch eine Minderheit trinkt, die dann aber exzessiv, wird die Mehrheit die Kosten, die dieses Trinkverhalten allein den Krankenkassen verursachen wird, irgendwann nicht mehr mittragen wollen. Am Ende wird nur noch der trinken, dessen Körper nicht mehr anders kann, und die Breitenkultur des Genuß- und Rauschtrinkens, von der in diesem Buch die Rede war, wird erloschen sein. Wenn das Trinken zur kulturellen Ausnahme wird, wird man keine kulturelle Ausnahme mehr dafür machen.

Der Alkohol mag die Menschen seßhaft gemacht, gewärmt, genährt und spirituell erweitert haben – aber heute haben wir feste Wohnungen, Kühltruhen und für höhere Bedürfnisse eine Bundeskulturstiftung. Er ist eine Technologie von gestern. Und auch als jahrtausendealter Kulturfetisch enthält Wein nun einmal Alkohol. Alkohol kann nachweislich Schaden anrichten, er ist eine Gefahr für Leib und Leben, also müssen die Menschen davor geschützt werden. Gelegentlich hört man zwar noch Stimmen, die individuelle Verantwortung einfordern und es sich verbitten, vor zu vielen Dingen geschützt zu werden. Aber individuelle Verantwortung entzieht sich, erstens, der Regulierbarkeit. Zweitens sind Sicherheit, körperliche Integrität und langes Leben ein hohes Gut, von dem sämtliche Generationen vor uns nur träumen konnten. Man sollte das nicht geringschätzen. Jahrhundertelang war das Bild für derart gesicherte Verhältnisse: das Paradies. Ein aktuelleres wäre: die Welt als Fahrradhelm.

Nein, das ist kein bißchen ironisch gemeint.

Aber ja, ich halte das auch für beklemmende Aussichten.

Trotzdem bin ich überzeugt, daß es so kommen wird, weil es so kommen muß. Es ist ganz einfach das Ergebnis, wenn man die Tendenzen von heute auf ihre langfristigen Folgen hin betrachtet.

Vielleicht hilft es, mutig und verantwortungsbewußt und mit Genuß dagegen anzutrinken.

Sicher ist nur, daß mit dem Trinken ein uraltes Menschheitswissen verschwinden würde. Die Rauschmittel und Benebelungstechniken, die an seine Stelle treten werden, die werden dafür dann so absolut neu, ungewohnt, gefährlich und überraschend heftig sein, daß wir uns davon heute noch gar keine Vorstellung machen können.

Denn eins steht fest: Das Trinken können sie uns eventuell nehmen, aber den Rausch müssen sie uns lassen. Zufällig erfährt man bei dem größten Fachmann für den Rausch an sich, daß er dafür noch nie den Alkohol brauchte. Friedrich Nietzsche schreibt in seinem Buch »Ecce Homo« unter der Überschrift »Warum ich so klug bin«, wo er vom Einfluß der Nahrungsmittel auf die geistige Tätigkeit spricht, den überraschenden Satz: »Alkoholika sind mir nachtheilig.« Ein Glas Wein oder Bier am Tag reichten vollkommen aus, »mir aus dem Leben ein ›Jammerthal‹ zu machen.« Ausgerechnet der Cheftheoretiker des Dionysischen sagte nein zu den eigentlichen Gaben des Dionysos. Dafür steht bei Nietzsche: »W a s s e r  thut's …«

Auf die Frage, was man trinken soll, wenn es nichts mehr zu trinken gibt, ist das keine ganz uninteressante Antwort. Denn ich darf bestätigen, daß es tatsächlich funktioniert. Einmal war ich nämlich Zeuge, als dieses nietzscheanische Konzept umgesetzt wurde. (Es hatte solche Versuche wohl auch früher schon gegeben, vor allem im Umkreis des Dichters Stefan George, wo man unter Masken und antiken Gewändern durch die Straßen schritt, lebensphilosophisch daherredete und dionysische Fummelfeste feierte. Ich war nicht dabei. Ich glaube trotzdem, das Fest, von dem ich zu erzählen habe, war besser …) Es war auf der Kunstbiennale von Venedig im Jahr 2005, und die Isländer hatten zu ihrer Party geladen.

Island ist ein Land von 280 000 Einwohnern, die offensichtlich alle Kunst machen oder Musik oder jemandem, der Kunst macht oder Musik, angehören, und deshalb sind immer alle 280 000 Isländer während einer Biennale, so scheint es jedenfalls, in Venedig anwesend und sorgen dort für gute Stimmung.

Nahezu alle, die bei der Kunstbiennale mit einem Länderpavillon vertreten sind, veranstalten auch eine Party. Nicht selten bleiben die am Ende stärker in Erinnerung als die gezeigten Kunstwerke. Denn alle feiern mit einer Leidenschaft, als gäbe es auch dafür einen Goldenen Löwen zu gewinnen. Aber da können die Russen noch so viel Champagner in den Canal Grande kippen – auf ewig uneinholbar vorn liegen in dieser Disziplin eben die Isländer seit jener Nacht im Juni 2005. Von denen, die das Glück hatten, hier zufällig reinzugeraten, sagen viele noch bis heute, daß es eines der eindrucksvollsten Erlebnisse ihres Lebens war. Unter anderem ich.

Dabei war der Ort denkbar unspektakulär: ein Art Lagerraum an den Fondamente Nove, sozusagen auf der Rückseite von Venedig, da, wo kaum ein Tourist je seinen Fuß hinsetzt. Als wir kamen, war die Party offiziell eigentlich schon vorbei, aber alle hüpften noch auf der Tanzfläche herum. Wirklich alle. Und wirklich: sie hüpften. Wie Kinder auf einem Trampolin. Eine Art von Ausgelassenheit war das, wie man sie bei Erwachsenen nur selten sieht, und noch seltener bei allen auf einmal. Dabei ging der Wodka, den diese Menschen offenbar den ganzen Abend über getrunken hatten, zielstrebig zur Neige, schon bald hob der alte Italiener, den sie hinter die improvisierte Bar gestellt hatten, die Schultern und sagte, es gebe nur noch Mineralwasser. Dabei schaute er froh, er wollte nämlich nach Hause.

Nahmen die Leute eben das Mineralwasser.

An der Intensität der Feier änderte das nichts. Im Gegenteil. Es war, als würden sie von dem Mineralwasser noch betrunkener. Sie hüpften immer wilder herum und schrien vor Vergnügen. Dauernd meinte jemand, die Sängerin Björk sei ebenfalls da, gerade eben habe man sie noch durch die Luft fliegen sehen.

Die Musik machte einer, der Island einmal beim Grand Prix de la Chanson vertreten hatte und mit sagenhaften null Punkten heimgekehrt war. Er war seitdem auf der Insel, so hieß es, als Null-Punkte-Trottel bekannt, aber was er an Platten auflegte, das begeisterte seine Landsleute über jedes Maß. Jedes einzelne Stück wurde frenetisch bejubelt. Egal ob Schlager oder Heavy Metal. Jedesmal taten alle so, als erklänge endlich wieder einmal ihr absolutes Lieblingslied. Und mit jeder Palette Mineralwasserflaschen, die über den Tresen ging, potenzierte sich diese Stimmung noch. Irgendwann sah ich den Italiener, wie er ungläubig selbst einmal so ein Plastikfläschchen nahm und probierte. Sein Gesicht verriet Enttäuschung. Tatsächlich – nur Wasser.

Er konnte es nicht begreifen. Hilflos starrte er in den Exzeß um ihn herum. Der »Taumel«, die »seelische Trunkenheit«, das »Entzücken des Innern bis hin zum Selbstvergessen« – das hier hatte alles, was die Gebrüder Grimm in ihrem Wörterbuch unter dem Rubrum »Rausch« auflisten. Nur daß irgendwann der Kraftstoff weggelassen wurde und der Motor von alleine weiterlief. Es ging über Stunden so. Die Leute wurden praktisch schon wieder nüchtern, während sie immer besoffener wurden. Vom Wasser. Oder eigentlich eher von sich selbst. Das italienische Personal schaltete das Licht an, die Isländer jubelten und tanzten weiter. Die Italiener stellten dem DJ den Strom ab, die Isländer jubelten und sangen stattdessen. Die Italiener machten den Laden zu, die Isländer applaudierten und zogen in die Innenstadt, um auf dem Campo di Santa Maria Formosa noch ein paar Stunden weiterzufeiern.

Sie nahmen noch ein bißchen Mineralwasser mit, und am Ende sprangen ein paar Mädchen aus Übermut in die Kanäle, wobei sie sich Schnittverletzungen zuzogen an dem Unrat, der da unter dem Wasser liegt, aber das tat der Laune keinen Abbruch: Nasse Mädchen, eben aus dem Kanal gekrochen – das mußte gefeiert werden …

Und wenn am Ende dieser Orgie sämtliche Anwesenden eine Alkoholprobe hätten abgeben müssen, wäre bei den meisten irgendetwas um die null Promille herausgekommen.

Zwei Lehren sind daraus zu ziehen.

Erstens: Möglicherweise liegen die Zukunft des Trinkens und die Rettung des Rauschs im Wasser. Sublimierung ist die Geheimwaffe aller Genußsüchtigen, und Askese, sagt man, ist die höchste Steigerung rauschhaften Lebens. »Die Dosis kann also minimal werden«, um ein letztes Mal Ernst Jünger zu zitieren, »unter Umständen können auch Stoffe berauschen, die als neutral gelten.« Da bietet sich Wasser natürlich an, aber nicht als billige Alternative zum Alkohol, sondern als letzte Steigerungsform, gewissermaßen als Potenzierung wie bei den Homöopathen. Es gibt ja diese Momente, in denen alles so perfekt ist, daß jedes weitere Bier nur bitter und jeder andere Drink nur klebrig schmecken würde, es gibt diese Momente, in denen nur noch Wasser glücklich macht. Aber dieses Wasser muß man sich verdienen.

Vielleicht ist es ja so, daß die Gesellschaften des Westens diesen Punkt jetzt erreicht haben. Vielleicht ist es so, daß nach so vielen Jahrhunderten des Rauschtrinkens jetzt allmählich die Phase erreicht ist, in welcher der einzelne mit der Mineralwasserflasche über eine Party schwebt.

Es käme nämlich darauf an, dem Wasser eine ähnliche Wertschätzung einzuräumen wie zuvor den Alkoholika. Aber genau da sind wir zum Teil schon auf einem guten Weg. Um das Wasser werden einmal die Kriege der Zukunft geführt werden, sagt Peter Scholl-Latour schon seit Jahren. Und zwar nicht nur auf dem Sinai oder in Arabien, darf man inzwischen hinzufügen, sondern auch in den Bars und Kneipen des Westens. Deutsche, die etwas auf sich halten, trinken schon heute nur noch französisches Wasser. Oder sie fahren nach Amerika, um dort Wasser von den Fiji-Inseln zu bekommen. Einheimisches Selterswasser hat in diesen Kreisen dagegen ein Prestige wie früher deutscher Rotwein.

All die jungen Frauen, die mit Wasserflaschen in der Hand joggen gehen, damit man sie für Models hält (denn es steht in den Frauenzeitschriften geschrieben, daß Models viel Wasser trinken, um schlank zu bleiben, also an den Wasserflaschen als Models erkennbar sind), die sind heute schon die phänomenologische Antwort auf den Bauarbeiter mit der Bierflasche.

In den Altersklassen darüber erreicht die Diskussion über die segensreiche Wirkung von Mondschein-Abfüllungen und darüber, ob das Wasser links oder rechts herum verwirbelt, längst das Niveau der Önologenprosa von Weinkennern. Das ist gut so. Vieles davon mag im Augenblick noch etwas esoterisch klingen, aber die Auswertung und die Aufwertung des Wassers haben ja auch gerade erst begonnen. Und nur wenn es mindestens so mythenumflort und teuer ist wie die alkoholischen Getränke, wird das Wasser wirklich als Waffe im Kampf gegen die Nüchternheit taugen.

Der Kampf gegen die Nüchternheit aber ist vor allem eine Sache von Willen und Entschlossenheit. Das wäre die zweite Lehre der Isländer: Trunkenheit ohne Drink ist möglich, denn Rausch ist vor allem eine soziale Aufgabe und Anstrengung.

Dieser Kampf gegen die Nüchternheit ist heute aber auch notwendiger denn je.

Es gibt marxistische Theoretiker, die haben die Nüchternheit als böswillige Erfindung des Bürgertums erklärt. Bei dem Philosophen Wolfgang Fritz Haug etwa erscheint der klare Kopf als perfides Machtmittel, um das Zusammengeraffte effizienter verwalten zu können. Tatsache ist, daß die Nüchternheit noch nicht sehr alt ist. Sie kam mit dem Tee und dem Kaffee nach Europa, sie ist ein koloniales Handelsgut, sie fand ihren Platz in den Kaffeehäusern und Salons, dort wurde sie zur Agentin der Aufklärung und schließlich der Moderne.

Richtig ist, daß es das Bürgertum war, das einen gesellschaftlichen Keil der Nüchternheit zwischen die dauerbetäubten Kasten des Adels auf der einen und der Unterschichten auf der anderen Seite trieb, welcher, wie das Keile so an sich haben, immer breiter wurde. Das hatte auch zweifellos seine Verdienste. Aber es war eben von Anfang an auch nur die halbe Wahrheit. Die andere Hälfte der Wahrheit verbirgt sich in der abgespaltenen Figur des Genies, des Künstlers, des Bohemiens, Aussteigers oder Dandys, kurz: in denen, die für die verdrängten Leidenschaften, den Irrsinn, das Unterhaltungsprogramm zuständig sind.

Mit Leuten, die nur am Rand stehen und zugucken, kann keine Gesellschaft funktionieren. Schon gar keine Abendgesellschaft.

Es braucht immer die, die in Vorleistung gehen.

Es braucht die, die sich anbieten, aufopfern, zur Not zum Affen machen, und zwar nicht, weil sie weniger Hemmungen hätten, sondern weil sie die soziale Bringschuld sehen. Es braucht die, die agieren. Wer immer nur reagiert, ist eben tatsächlich nichts als ein Reaktionär und muß als solcher zurückgewiesen werden. Leute, die aus der sicheren Deckung ihrer Enthaltsamkeit sarkastische Konter setzen, sind unsportlich und feige.

Eine Gesellschaft von lauter lauten Berauschten kann anstrengend sein. Aber eine Gesellschaft, in der alle immer beherrscht hinter verschränkten Armen auf die Späße der anderen warten, um sie dann abfällig kommentieren zu können, eine Gesellschaft von Leuten, die sich in die Hose machen vor Furcht, sie könnten sich auch einmal gehen lassen, eine Gesellschaft von verstockten Angsthasen, Eckenstehern, Zuguckern und Tutmirleidichmußnochfahrensmännern – also eine Gesellschaft nur mit Nüchternen und zur Nüchternheit Entschlossenen: Das wäre die Hölle auf Erden.

Dazu darf man es bitte niemals kommen lassen.

## Dank an

Ophelia Abeler, Karlheinz Blaschke, Christian von Borries, Roland Brinkmann, Henriette Gallus, Dirk Geisler, Alexander Gorkow, Julie Gorkow, Kerstin Gulden, Sebastian Helbig, Andrea Hünniger, Marko Jacob, Frank Jakobs, Gode Japs, Lorena Jaume, Ute Kubisch, Matthias Landwehr, Stephan Landwehr, Kat Menschik, Niklas Maak, Nils Minkmar, Claudia Negele, Arne Platzbecker, Boris Radczun, Georg Reuchlein, Barbara Schramm, Claudius Seidl, Henning Stöve und Christian Graf zu Stolberg-Stolberg

# Quellen

Kingsley Amis, »Everyday Drinking. The distilled Kingsley Amis«, New York 2008.

Gundula Bartsch, »Von Herrengedeck und Kumpeltod. Die Drogengeschichte der DDR. Band 1. Alkohol – Der Geist aus der Flasche«, Geesthacht 2009.

Detlef Briesen, »Das gesunde Leben«, Frankfurt, New York 2010.

F. Scott Fitzgerald, »Ein verrückter Sonntag«, übersetzt von Walter Schürenberg. In: »Wiedersehen mit Babylon, Erzählungen«, Zürich 2009.

»Das Gilgamesch-Epos«, übersetzt, kommentiert und herausgegeben von Wolfgang Röllig, Stuttgart 2009.

Philippa Glanville und Sophie Lee (Hrsg.), »The Art of Drinking«, Ausstellungskatalog London 2007.

Donald W. Goodwin, »Alkohol & Autor«, Frankfurt am Main 2000 (Zürich 1995).

Alexander Gorkow, »Draußen scheint die Sonne, Interviews«, Köln 2008.

Baltasar Gracián, »Das Kritikon« (1657), übersetzt von Hartmut Köhler, Frankfurt am Main 2004.

Dashiell Hammett, »Der Dünne Mann«, übersetzt von Peter Fischer, Berlin 1970.

Wolfgang Fritz Haug, »Kritik der Warenästhetik. Gefolgt von Warenästhetik im High-Tech-Kapitalismus«, Frankfurt am Main 2009 (1970).

Ernst Jünger, »Annäherungen. Drogen und Rausch«, Stuttgart 2008 (1970).

Frank-Lothar Kroll (Hrsg.), »Die Herrscher Sachsens. Markgrafen, Kurfürsten, Könige. 1089–1918«, München 2007. (Darin Manfred Rudersdorf, »Moritz«; Jens Bruning, »August«; Thomas Nicklas, »Christian I. und Christian II.«; Axel Gotthard, »Johann Georg I.«; Christian Hecht, »Johann Georg II.«; Detlef Döring, »Johann Georg III. und Johann Georg IV.«; Helmut Neuhaus, »Friedrich August I.«.)

Lukian, »Gespräche der Götter und Meergötter, der Toten und der Hetären«, übersetzt und herausgegeben von Otto Seel, Stuttgart 1967.

Friedrich Nietzsche, »Ecce homo. Wie man wird, was man ist.« (1908) In: »Sämtliche Werke«, Bd. 6, München 1999.

Platon, »Der Staat«, übersetzt von August Horneffer, Stuttgart 1974.

Josef H. Reichholf, »Warum die Menschen sesshaft wurden: Das größte Rätsel unserer Geschichte«, Frankfurt 2008.

Judith Rosta und Manfred Singer, »Über die Kunst des rechten Alkoholgenusses. Eine kleine Kulturgeschichte des Alkohols«, Aachen 2008.

Roger Scruton, »I Drink, Therefore I Am. A Philospher's Guide to Wine«, London, New York 2009.

Roger Scruton: »In vino veritas. I'll drink to that«, in: Standpoint, Juni 2009 (http://www.standpointmag.co.uk/in-vino-veritas-i%27ll-drink-to-that-features-june-09-roger-scruton-wine).

Thomas Welskopp, »Amerikas große Ernüchterung. Eine Kulturgeschichte der Prohibition«, Paderborn 2010.

Was die in Kapitel II angesprochene Bandbreite der Literatur zum Thema betrifft, so ist das beste, oder jedenfalls unterhaltsamste Buch zum *Drunken Comportment*, das in Deutschland derzeit zu haben ist: Frank Kelly Rich, »Die feine Art des Saufens. Ein Handbuch für den modernen Trinker«, Stuttgart 2008.

Und das beste, oder jedenfalls unterhaltsamste Buch zu allem, was den pathologischen Teil an der Sache angeht: Simon Borowiak, »Alk. Fast ein medizinisches Sachbuch«, Frankfurt am Main 2006.

# Personenregister

# Sachregister